健康檢查

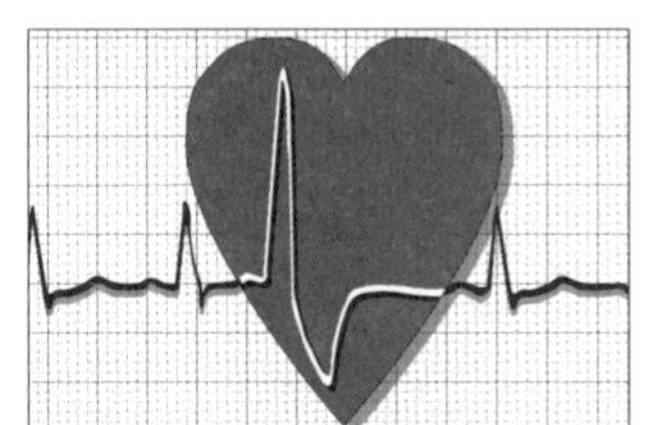

的第一本書

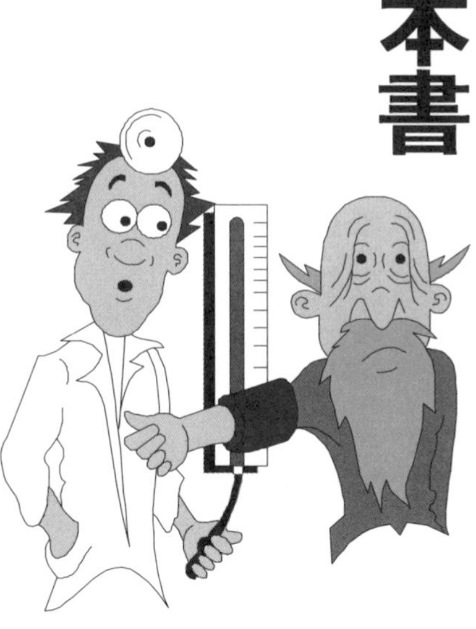

《推薦序》

跨出自我保健的第一步

「活得健康活得好」是現代人的共同心願。我們都知道，健康與生活品質確實有相當密切的關聯，愈是健康的人，愈有機會經營較高品質的生活；終年為疾病所苦，四處奔波求醫的人，在自顧不暇的情況下，哪還有時間精力去描繪人生未來的藍圖呢？

就在大家銳意追求健康與高品質生活的同時，國內醫療消費市場最近悄悄的興起一股健康檢查的風潮。重視健康檢查的人愈來愈多，健檢的需求也愈來愈大。一時間後市看好，許多醫院紛紛加強或新設健康檢查部門，為因應健康檢查需要的專業診所，也如雨後春筍般地成立。民眾有更多元的選擇機會，從

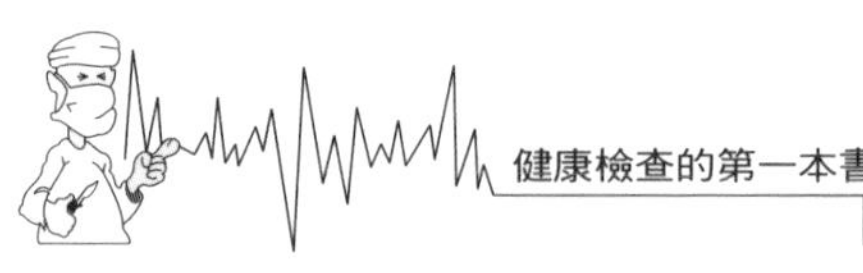

保障健康的角度來說，這未嘗不是一件好事。

不過面對這麼多健診機構，以及五花八門的健診項目，民眾可能會感到目眩神迷，甚至不知如何選擇而大傷腦筋。《中國時報》醫藥記者張璆文小姐，是一位資深專業的媒體工作者，早已體察到這股潮流，在忙碌的採訪工作之餘，發揮女性特有的細心觀察能力，寫了一本內容與書名都恰如其分的健康檢查指引——《健康檢查的第一本書》，相信能夠讓想要接受健康檢查的民眾，有更清楚的認知。

本人非常榮幸先拜讀這本大作。這本書很詳細的列舉各家健診機構的特色，也把所有的健診項目攤開來作比較，讀者只要稍事瀏覽，就能看出所鍾意的牛肉在哪裡。尤其本書第四章還分別就檢查項目及數據所代表的意義詳加說明，讀者可以對照內容，了解檢查結果，同時學會自我保健。

張小姐大作裡所傳達有關健康檢查的觀念，本人也極為敬佩，如果讀者能夠從此建立正確的看法，相信對保障健康會有更大幫助。比如說，不能把健康檢查報告書當作護身符、接受健康檢查與車輛進廠維修是截然不同的兩件事，以及健康檢查只是讓問題浮現，解決健康問題必須回歸一般的醫療程序等，都是民眾亟需建立的觀念。

本人很樂意為讀者推薦這本著作，也希望讀完這本書之後，各位能跨出自我保健的第一步。

衛生署長　詹啟賢

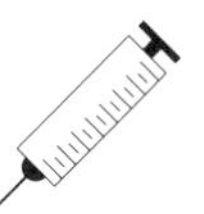

自序

當生智文化事業選定「健康檢查」為主題，希望我撰寫成書時，我毫不考慮就答應了！因為有太多同事、親友問過我相關的問題，像是哪家醫療機構的健檢品質比較好？哪家費用比較划算？說實話，雖然當了五年的醫藥記者，但沒寫這本書之前，我還真的答不上來咧！

如果現在再有人來問我這些問題，我一定會建議他們，請看《健康檢查的第一本書》。因為健檢的問題真的不是三言兩語可以講得清楚的，由於工作的關係，我看過太多人到了百病叢生或病入膏肓時，才想藉健檢「進場檢查兼保養」，這當然不是正確的作法。

諸如此類的錯誤認知，應該是源於國人對醫療體系運作的不了解。我很幸運有機會深入了解醫療實務的運作，由於知道的愈多，也愈感慨一般民眾因為缺乏相關資訊，而在求醫過程中處處顯得弱勢。

作為一名記者，寫書是我生涯規劃中既定的任務。我一直希望自己寫的是實用的書，能夠提供讀者實質的幫助。很高興有這樣的機緣，揚智文化事業選了一個我很認同的主題，而且他們在眾家報紙上搜索醫藥記者時，那麼湊巧的找了我當作者。

寫書過程真的挺辛苦的，尤其對我這種「生活不檢點」的人來說，善加規劃時間著實是一大挑戰。特別是接近完稿階段時，還去看了一場「七夜怪談」，從此深夜筆耕成為惡夢……。

感謝阿西在我寫書過程中，不斷給我肯定與加油；也謝謝他在月黑風高的深夜，「應召」陪在我書桌邊打地舖睡覺，以便對抗貞子的魔力……。

寫這本書的成就感很大，因為我相信對想做健檢的人來說，這會是很實用的工具書。感謝美兆診所、聯安診所、台大醫院、台北榮總、林口長庚、三總、新光、國泰、馬偕、台安、中國醫藥學院附設醫院、成大、奇美、高醫附設醫院、花蓮慈濟等醫療機構，若非這些醫院、診所健檢單位的主管和工作人員熱心協助，這本書將很難完成。

僅以此書獻給辛苦、充滿愛心的媽媽。

張璨文

目錄

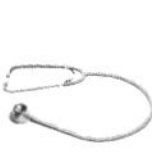

第三章 健檢機構現形記——十三家醫院及兩家診所完全曝光 47

第四章　了解檢查項目　看懂檢查結果　學會自我保健　101

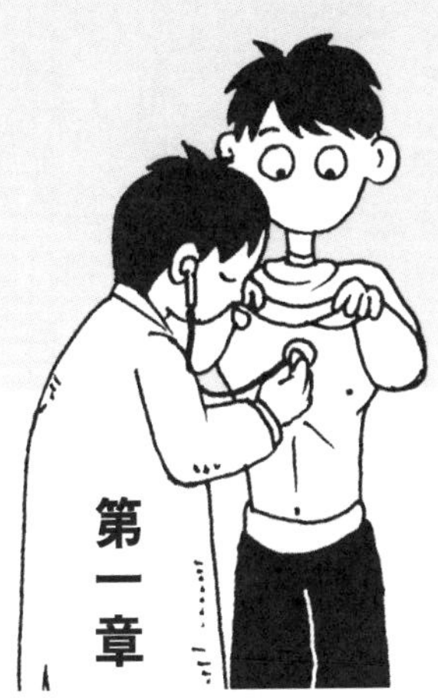

第一章 認識健康檢查

前言

早知道，應該叫他去做健康檢查

這是一個真實案例。國內某大報一位記者二年前因為大腸癌過世，他的死訊震驚同業，因為他得年不到四十歲，診斷出大腸癌到過世僅僅一、二個月。同事說，他上大號出血的情形已經很久，但就和一般人一樣，一直認為這是痔瘡而不以為意，直到腹痛如絞就醫後，才知道事情不妙，但一切已經太晚⋯⋯。

認識他的人震驚、不捨，不敢相信這麼年輕的生命竟然如此凋零。有人惋惜的說，應該叫他去做健康檢查，早點發現治療，至少情況會好一點。

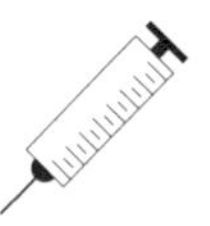

的確，國內重視健康檢查的人愈來愈多，健康檢查的需求也愈來愈大，否則健檢診所不會一家接著一家開。如果在十年前，提及健康檢查，一般人可能會認為這是有錢人或特別注重健康的人才會去做的時髦玩意兒。但在現在，上了年紀不做健康檢查，可能有許多人會認為對不起自己，甚至覺得不安心。

別等生病了才去做健檢

不少人是在身體出毛病後，才體認到健康檢查的重要，甚至有些人是出現症狀後，才去做健康檢查，希望健康檢查能像照妖鏡一樣，讓全身的毛病一一現形。事實上，這樣的觀念和作法都不正確。

台大醫院代謝內分泌科主任張天鈞說，健康檢查顧名思義，是希望透過檢查來維護身體的健康，也就是經由檢查，可以早期篩檢疾病、早期治療，達到健康的目的。所以健檢的功能，其實就是發現身體的問題，然後透過醫療去解決問題。

至於已經出現症狀的患者，其實多少知道問題所在。這時候就應該依症狀找相關科別的醫師看病，就醫師懷疑的病症做深入檢查，並給予治療。這類患者若不敢面對現實，捨棄給醫師看病，而去接受健檢，等於是從原點開始找病，健檢最終的結果也是建議到門診深入做檢查。如此繞了一圈的結果，浪費時間事小，拖延病情可就不妙了。

此外，健檢除了早期發現疾病，方便早期治療外，也可以從檢查發現一些異常情形，像是膽固醇過高或血壓過高等，這些異常不見得是疾病，受檢者可以調整生活習慣及飲食，避免異常情形惡化，遠離疾病的發生。

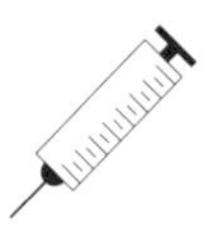

「五花八門的健康檢查」

健檢很多種，你做的是哪一種？

就像任何商品一樣，健檢的種類相當多，但是功能和詳細程度不一。目前所謂免費的健檢，包括縣市政府付費的老人健檢、健保的成人預防保健，以及雇主必須付錢為員工做的勞工健檢。

這些檢查名目不同，內容也不一樣。以老人健檢來說，這是各縣市政府提供給當地六十五歲以上老人的福利，價值在一千元到三千元之間，檢查項目包括一般問診和理學檢查（身高、體重、體溫、脈搏、血壓、視力、聽力、口腔、五官、軀幹和肢體外觀檢查等）、血液常規檢查、尿液常規檢查、肝、腎功能檢查、血糖測定、血脂肪測定、尿酸測定、女性甲狀腺素檢查和健康諮詢等。

若是縣市政府的財力能夠負擔，還會額外提供肝癌篩檢（ＡＦＰ）、攝護腺癌篩檢（ＰＳＡ）、結核菌素試驗、糞便常規檢查、胸腔Ｘ光和心電圖檢查等。

健保的成人預防保健適用的對象分為兩階段，四十歲至六十五歲的成年人，每三年可享有一次免費健檢；六十五歲以上的老人則每年都有一次免費檢查的機會。不過，這項檢查的內容比較「陽春」，包括一般問診和理學檢查、健康諮詢、尿液常規檢查、血液常規檢查、肝、腎功能檢查、血糖測定、尿酸測定、血脂肪測定等，價值是五百二十元。

至於勞工健檢，依照「勞工健康保護規則」，年滿四十五歲以上的勞工，雇主必須每兩年提供一次檢查機會；三十歲至四十五歲者，每三年一次；未滿三十歲者，每五年檢查一次。這項檢查的內容比健保的成人預防保健還陽春，市價約三百元左右。

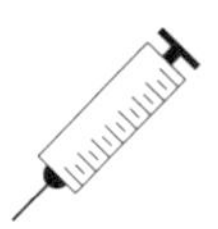

不過，福利較好的私人公司，有的還提供全體員工較詳細的健檢，內容比上述規定多的多。至於檢查項目，通常都是由公司出價，醫療機構照價設計一套檢查內容。

在這些免費健檢之外，一般人會自掏腰包做健檢的機會很少，婚前健檢可能是許多人的第一次。由於是針對新人，婚前健檢的檢查項目除一般的基本檢查外，會特別篩檢梅毒、愛滋病等性病，也會檢查女方是否有德國麻疹抗體，如果沒有免疫力，則必須趁早在懷孕前接種疫苗，避免懷孕期間感染德國麻疹，造成流產或畸胎。在血液常規檢查方面，也會篩檢是否有地中海型貧血因子，以便懷孕期間對胎兒做篩檢。有的機構還提供男性精蟲分析，了解男方的生育能力。

這類婚前健檢詳細程度不一，收費在二、三千元之間者，比較著重性病或關乎生育的功能。不過，也有醫療機構設計將近一萬元的詳細檢查，讓雙方對未來另一半的健康情形有更深入的了解（**表1-1**）。

表1-1　國人較常使用的健檢

	適用對象	檢查項目	價　　位
老人健檢	65歲以上老人	基本： 問診和理學檢查　血糖測定 血液常規檢查　血脂肪測定 尿液常規檢查　肝腎功能檢查 甲狀腺素檢查（女性） 尿酸測定　健康諮詢 加選： 肝癌篩檢（胎兒甲蛋白AFP） 攝護腺癌篩檢（PSA） 結核菌素試驗　糞便常規檢查 胸腔X光　心電圖檢查	免費 1000至3000元左右
健保成人 預防保健	40至65歲 每三年一次 65歲以上 每年一次	問診和理學檢查　健康諮詢 血液常規檢查　尿液常規檢查 肝腎功能檢查　血糖測定 血脂肪測定　尿酸測定	免費 520元
勞工健檢	45歲以上 每兩年一次 30至45歲 每三年一次 未滿30歲 每五年一次	問診和理學檢查　胸部X光 血液常規檢查　尿液常規檢查 肝腎功能檢查　血脂肪測定	免費 平均市價300元
婚前健檢	計畫結婚 的男女	除上述基礎檢查外，特別著重性病篩檢（梅毒、愛滋病），遺傳疾病和生育能力檢定	自費 價格不一定，二、三千到上萬都有

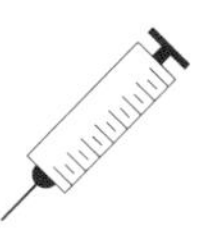

全身健檢——台灣人送給自己的禮物

台灣有一群重視健康的人，他們每年會抽一、二天或半天，專程去做全身的健康檢查。這種全身健檢不同於上述幾種健檢，價位大約在一萬五千元上下，標榜的是從頭到腳的詳細檢查。本書所探討的健檢，就是這種「全身健檢」，接下來的篇幅也都是以這種日益風行的全身健檢為主體。

根據專門從事全身健檢的美兆診所推測，國內每年接受全身健檢的人數大約有十萬人。

十萬人！是否出乎你意料的多，但專家認為這個市場還有開發的潛力，原因之一就是國內的健檢收費實在太便宜，幾乎所有經營全身健檢的醫療機構都同意這項說法。

台北榮總一般內科主任王聖賢說，以美國來說，光是做一個胃鏡，收費就和國內做整套全身健檢差不多，要是做全身健檢，恐怕會花掉一般人一整年的

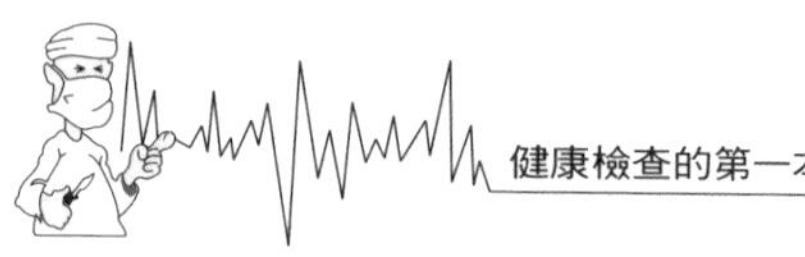

薪水。所以在歐美地區，有能力做全身健檢的人，可能都是富翁或身分地位特別重要的VIP。

在國際間，能像國人這樣負擔全身健檢的國家可能並不多。聯安診所院長朱恆毅表示，像在美國，做一個超音波的花費高達七百五十美元，一般人不會輕易去做，只有某些疾病的高危險群基於有篩檢疾病的需要，會將特定檢查納入醫療保險中，以多付保險費的方式來接受部分的檢查。做全身健檢對他們來說，畢竟還是太奢侈。

不過，日本的情形比較不同，他們的全身健檢比我國還風行，台灣的健檢模式甚至還有師法日本的味道。朱恆毅說，日本的全身健檢叫做「總合健檢」，當地不僅醫院多附設健檢部門，健檢診所也四處林立。由於健檢發展成熟，日本設有總合健診醫學會，負責評鑑醫療機構的健檢品質，並分為A、B、C三級，C級的醫療機構很難生存，算是一個發展得相當好的市場。

國內雖然已在八十七年八月成立「中華民國健診學會」，但加入的醫療機構只有十六家，目前的代表性稍嫌不足。健診學會理事長、美兆診所總院長宋丕錕表示，衛生署雖設有醫院評鑑制度，但有關健檢的業務卻從來沒有管過，他希望將來加入健診學會的機構愈來愈多之後，學會將負責評鑑會員的服務品質，建立起類似日本的優良健診制度。

你需要做全身健檢嗎？

我有免費健檢，還需要花錢做全身健檢嗎？

對於這個疑問，幾乎每個醫師的回答都是「當然」。聯安診所院長朱恆毅說，老人健檢、成人預防保健和勞工健檢都是由政府或雇主出錢，因為預算有限，所以必須站在公共衛生的角度來設計健檢內容，納入的檢查必須是花費最少、最容易檢查出疾病的項目，所以侷限相當大。

他指出，國人B型肝炎帶原相當嚴重，但成人預防保健就連B型肝炎篩檢也沒納入；胸部X光可以偵測許多疾病，但同樣未被採納，所以可知成人預防保健能涵蓋的檢查相當有限。

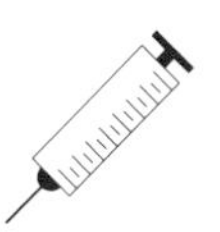

新光醫院家醫科主任呂清元也表示，雖然有檢查總比沒有好，但國內勞工健檢的項目實在太過簡略，不僅沒有篩檢B型肝炎，連尿酸、血糖都沒有檢查，偏偏痛風（尿酸過高造成）和糖尿病都是國人常見的疾病。

和信治癌中心醫院副院長謝炎堯就很擔心有些人做完這些免費健檢後，發現一切正常，就以為自己的健康一百分，他認為這些項目不夠完善的免費健檢很可能誤導大眾。

幾歲開始應該做全身健檢？

十年前，做全身健康檢查幾乎是老人的專利；但現在出入健檢機構的，很多都是青壯年。到底幾歲開始，才需要做全身健檢？

醫師們的答案是「不一定」，因為每個人都可能有潛在的疾病或異常，但因為沒有症狀而不自知，所以就早期篩檢疾病的目的來說，每個人都有需要做健檢。

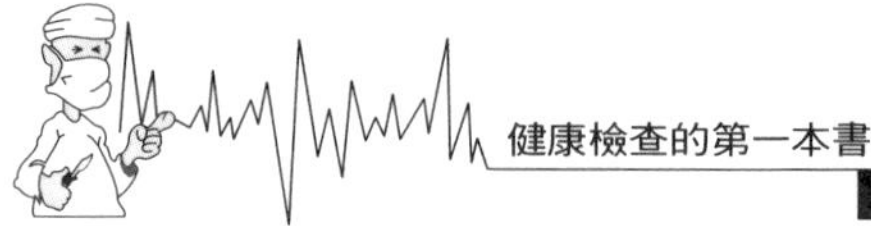

但若要每個人從小都接受全身健檢，醫師們也不太苟同。因為畢竟年紀小的人身體好，就好像機器一樣，零件都還很正常，還不太需要進廠總檢查。否則檢查下來，發現疾病的機率少之又少，不僅浪費錢，接受檢查的人還得忍受檢查所帶來的痛苦（如胃鏡），效益實在太低。

所以就成本效益來說，多數醫師們認為，四十歲之後做全身健檢的意義比較大。因為四十歲之後，包括癌症、高血壓、糖尿病、心臟病等多種慢性病的發生率開始上揚，所以四十歲之後，每二至三年做一次全身健檢的效益比較高，如果經濟狀況許可，醫師也鼓勵年年做。至於步入老年，也就是六十歲之後，醫師則建議應該年年做全身健檢。

不過，也有醫師建議成年後起碼先做一次全身健檢，作為個人健康的「基本資料」（baseline），如果沒發現異常，就隔五或十年再做一次檢查。如果發現異常，就可以及早展開追蹤，避免惡化成疾病，也就是「先檢查先贏」的觀念。

這種搶先建立個人健康資料庫的看法，可以用B型肝炎做例子。由於國人B型肝炎病毒帶原率相當高，平均每五個成人就有一人帶原，帶原者惡化成慢性肝炎、肝硬化及肝癌，是國人肝病發展最常見的三部曲。所以儘早檢查發現帶原，可以及早展開追蹤，每三個月抽一次血，檢查肝功能，每半年做腹部超音波檢查，就能掌握病情變化，並及時治療。

不過，到底幾歲做健檢才是黃金時機，仍是依個人狀況而有所不同。個人經濟狀況、身體狀況，以及家族是否有許多疾病的危險因子，都有所影響。

全身健檢可不可能為個人量身訂造？

想做全身健檢、曾經貨比三家的民眾應該不難發現，國內各醫療院所全身健檢的檢查項目大同小異，內容差別並不大。許多人的共同疑問是：為什麼大家都只供應這種內容相近的健檢套餐，難道沒有針對個人量身訂造的檢查項目嗎？畢竟每個人的身體狀況都不一樣啊！

台大醫院代謝內分泌科主任張天鈞解釋，全身健檢的項目相近，主要是因為疾病有千百種，不可能有一套檢查可以把所有疾病篩檢出來，所以國內的健檢只能以台灣常見的疾病為目標，設計出一套檢查內容，所以檢查項目會比較類似。

至於許多民眾夢寐以求的量身訂造，聯安診所院長朱恆毅認為，全身健檢講求的就是面面俱到，如果量身訂造，等於是預設受檢者可能有哪些疾病，再去挑選檢查項目，這樣反而會漏失許多疾病。讓他印象最深刻的就是日盛證券有位陳先生，他是長期洗腎的患者，但最後卻死於鼻咽癌，而不是尿毒症。這類案例正足以說明套裝健檢的重要性。

台北榮總一般內科主任王聖賢也非常反對量身訂造的觀念。他表示，國內的全身健檢內容大約可以篩檢九〇%的疾病，所以根本不需要量身訂做的檢查項目。他認為，即使全套健檢的結果全部都正常，也不見得能保證身體一定健康，何況量身訂做只做部分檢查，更無法保障身體健康。因此他非常擔心，標榜量身訂做的健檢會帶給受檢者「虛假的安全感」，反而無法反映實際的身體狀況。

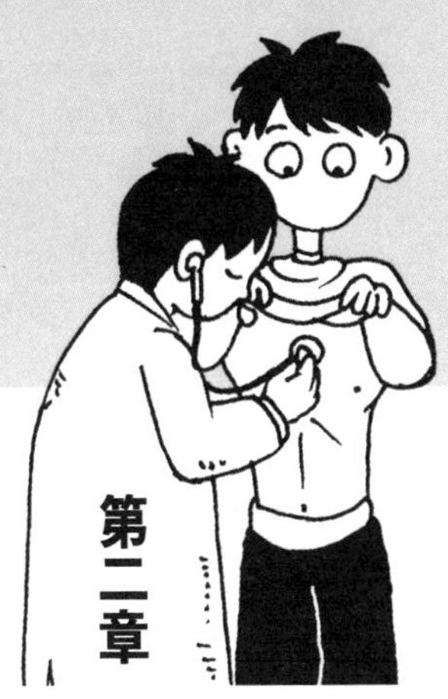

第二章

看誰的牛肉實在——健檢機構超級比一比

全身健康檢查愈來愈風行，對第一次做健檢的人來說，如何選擇一家合乎自己理想的健檢機構，似乎不太容易。因為國內近年健檢市場蓬勃發展，不僅健檢診所如雨後春筍般林立，各醫院也競相在健檢業務上推陳出新，幾乎稍有規模的醫院都設有健檢部門，而且有管理專才負責經營。

面對這麼多種商品，一般民眾若沒有廣泛蒐集資料或親身經驗，恐怕很難了解各家差別。

根據筆者走訪多家健檢機構，訪問許多正在接受健檢的民眾，發現多數人都是透過口耳相傳，也就是親朋好友的介紹，作為選擇健檢機構的參考；也有部分民眾是以醫療機構的名氣來決定。

對有心做好健檢的人來說，這樣的決定依據的確太單薄，資訊也不夠充分。以下的報導將提供充分的資訊，供您做參考。

「醫院好，還是診所好？」

目前國內約有十家專門做健檢的診所，設有健檢部門的醫院更是不計其數，幾乎區域級以上的醫院都有健檢部門。想要健檢的人第一個面臨的問題，通常就是「診所好，還是醫院好」？

健檢診所是「專賣店」——效率高、服務好、環境舒適

健檢診所顧名思義，就是專做健檢的診所。它不像醫院，醫院有門診及住院的病人，健檢的受檢者在醫院內，充其量只是一小群的顧客；醫院提供的服務中，健檢也只是一小部分。

如果把提供很多種醫療服務的醫院比做「百貨公司」，那健檢診所就是不

折不扣的「專賣店」了！

由於專賣健檢，所以診所的醫護人員及所有設備都是為了服務受檢者，健檢的效率可以大幅提升，有些診所甚至能在四小時內完成所有檢驗及解說初步報告。這對繁忙的現代人來說相當便利，上班族只要請半天假，就可以完成健檢。

相較於診所，醫院的動作會比較慢。因為醫院各項資源不是只服務健檢受檢者，以檢驗部門來說，除健檢受檢人的檢體外，還有門診及住院病患更大量的檢體等待檢驗，不見得會以受檢人

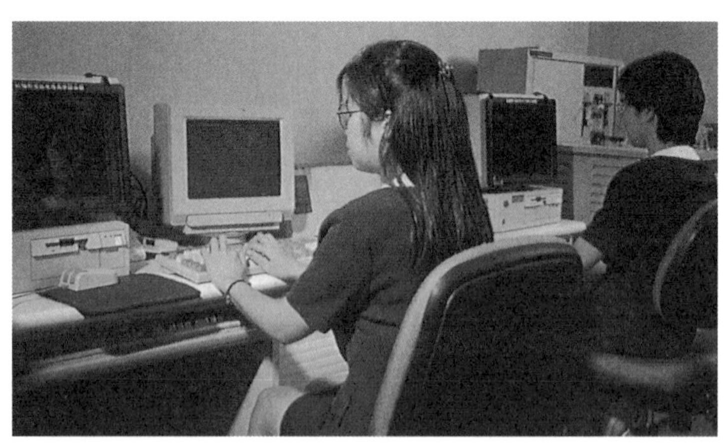

透過電腦作業快速傳輸資料，大幅提升健檢效率。
聯安診所提供。

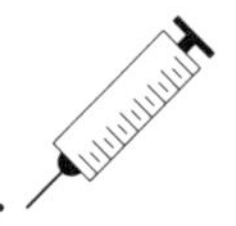

優先。目前雖然有許多醫院儘量將健檢部門獨立於醫療部門之外，以便提高效率，但多數醫院仍不免以一般病人優先，所以有些醫院的全身健檢還是得花上一、二天，才能完成所有檢查。

健檢診所另一項受人青睞之處，則是環境舒適及服務親切。由於上醫院對多數人來說，都不是很愉快的經驗，刺鼻的藥水味、病人的倦容、嘈雜的人群，都讓許多人一踏進醫院，心情就不好。健檢診所抓住醫院這項劣勢，充分發揮其優勢的結果，就是把診所妝點得像藝廊或高級飯店。

在健檢診所中，沒有病人來來往往，檢查區的迴廊常擺設藝術品或名畫，色調和照明也相當柔和，候檢區有沙發、書報供休憩閱讀，幾乎沒有看病的緊張氣氛。

此外，健檢診所還有許多體貼入微的服務，像是接受健檢滿一年後，會主動提醒受檢者再來檢查，也有專線電話提供護理或營養諮詢，並舉辦健康講座等。

醫院在這方面，就比較吃虧。但已有不少醫院也向診所看齊，像是林口長庚、國泰及許多其他醫院的健檢部門都已經獨立於醫療部門，有完全獨立的空間，同樣佈置得溫馨而人性，服務態度也相當親切。

醫院是「百貨公司」——各科醫師資源豐富，後送系統完備

醫院雖然在效率或環境舒適度上，比健檢診所遜色，但醫院的醫師們幾乎一致認為，這個問題不是重點。重點是：大醫院各科醫師應有盡有，而且經

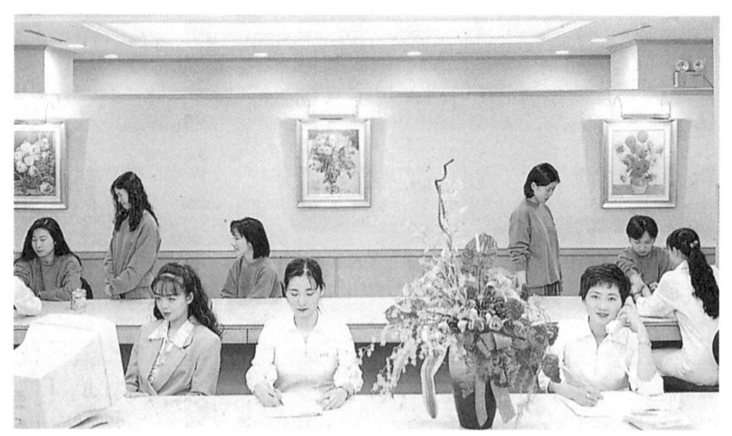

舒適而人性的健檢空間與親切的服務態度已成主流趨勢。
國泰綜合醫院提供。

驗老到，可以給受檢者最佳的診斷品質。

一般來說，醫院的健檢部門通常是由家庭醫學科或一般內科的醫師負責，但在各個檢查項目中，會協調腸胃科、大腸直腸科、耳鼻喉科、眼科、牙科、婦科、放射科、心臟科、泌尿科、皮膚科等醫師支援。對醫院的健檢部門來說，整個醫院的資源就是它的後盾。

但診所就缺乏這項優勢。由於健檢在各環節檢查中，動用到的專科不少，但並非每個專科都是全天候運作，對診所來說，聘用全天候的專科醫師並不划

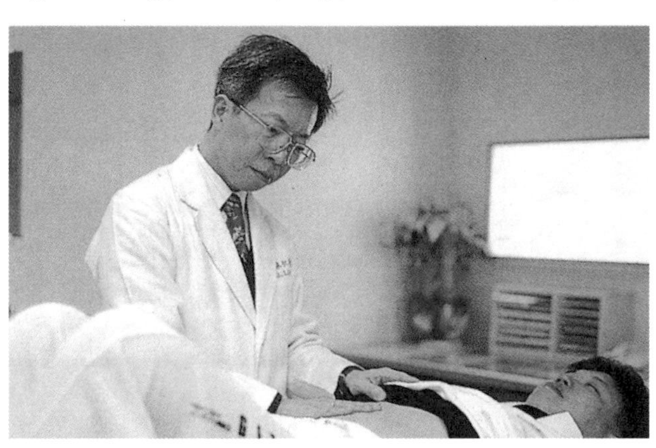

醫院的健檢部門多由各科專科醫師親自主持。
長庚紀念醫院提供。

算，所以診所的專科醫師大都是其他醫院的醫師過來兼差，而且無法每個專科都齊備。

此外，在醫院做健檢的另一項好處，就是一檢查出有病，可以就近治療。目前多數醫院已經可以做到一發現受檢者需要住院，就在檢查後立刻轉送病房；需要看診者，馬上掛號看病。對病人來說，不但免除看病之累，而且檢查資料就在醫院內流轉，可以和病歷合而為一，省得重複做檢查，的確是一大方便。

在健檢診所做檢查，就比較難享受到這種看病的便利。不過，有鑑於此，目前的健檢診所也致力於開發特約的醫療機構，轉介受檢者到這些醫院或診所看病，部分特約醫療機構還有特惠優待。不過，就檢查後續就醫的方便性來說，醫院還是比較占優勢。

醫院醫檢不分離，容易感染？

在醫院做健檢，經常為人詬病的，就是有些檢查要和門診病人共用。醫院在處理這種共用的原則，有的是讓受檢者先用，有的則是照順序排隊。如果是受檢者先用，病人常會抱怨被插隊，若是照順序排，受檢者經常會感到不耐煩。

不過，最讓受檢者擔心的，就是和病人共用檢查儀器，是不是會被傳染疾病。健檢診所也經常以這個角度，標榜診所的安全性。

對於這項說法，台大醫院代謝內分泌科主任張天鈞認為是不僅過慮，而且有誤導之嫌。他強調，包括胃鏡、大腸鏡等所有有感染之虞的儀器，醫療機構在每個使用者用過後，都會施以標準化的消毒，所以傳染的機率很小。即便是有傳染的可能，也不見得就是和門診病人共用的危險性較高，因為做檢查的病人一樣是要檢查有無病灶，不見得就是有病；反之，健檢受檢人也不能保證人人沒病，受檢人共用儀器也存在相同問題。

張天鈞認為，健檢受檢人使用獨立的檢查儀器，實際的好處是可以在專屬健檢的空間內做檢查，可以保有私密性，這應該才是真正的好處。

診所醫師素質參差不齊，常診斷錯誤？

對於診所的醫師陣容，大醫院的醫師們質疑最多的，就是素質參差不齊。有的醫師指出，由於健檢診所的專任醫師不多，許多專科便就近找附近醫療機構的醫師擔任，醫師素質缺乏保障。

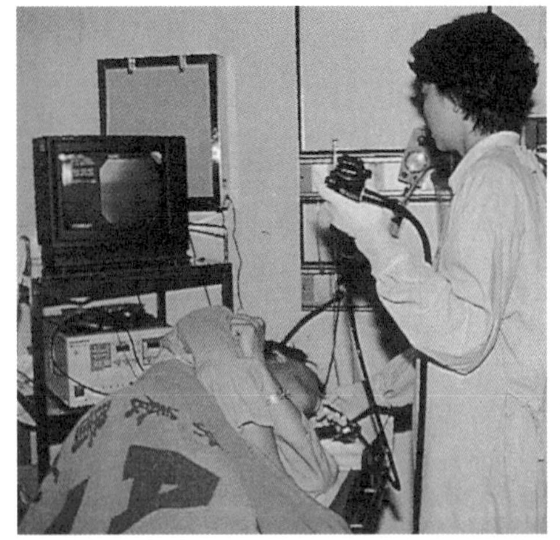

所有有感染之虞的檢查儀器，醫療機構都會施以標準化的消毒，傳染機率很小。
台安醫院提供。

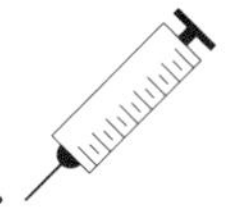

所有的醫師都主張，不管儀器多新、設備多好，健檢過程中，醫師的素質仍是最重要的一環。但有許多醫院的醫師反映，有些健檢診所可能因為醫師素質不佳，造成診斷錯誤，他們就曾接獲某診所的受檢人拿著健檢報告書到醫院，絕望地告訴醫師，自己得了肝癌，但院方為患者重做一次腹部超音波，卻發現沒有異樣。

醫師認為，這種診斷錯誤的情形不只讓患者飽受煎熬，嚴重的還可能危及健康。像是如果誤將血糖值測量過高，則醫師可能開太重的降血糖藥物，對病人就有不良影響。

對於醫院醫師們對診所的質疑，聯安診所院長朱恆毅認為並不公平。他說，診所的確經常需要聘其他醫療機構的醫師來兼差，但只要聘的醫師夠優秀，診斷水準絕對不會比大醫院差，甚至有過之。他認為，的確有些診所的醫師素質參差不齊，但那些診所都禁不起考驗，所以也都不存在了，現存的健檢診所都具有一定的水準。

當天檢查好，還是住院好？

在工商社會中，時間就是金錢，做什麼事也都力求快速便捷。最早期的全身健檢曾有耗時長達十天的紀錄，後來逐漸轉型為三天兩夜、兩天一夜，近年則吹起一陣當日健檢風，力求在一天、半天，甚至是四小時內做完健檢。

受到健檢診所高效率的影響，目前幾乎各醫院都有規劃當日健檢，甚至有許多醫院結束掉住院健檢的業務，以因應快步調生活的需求。不過，仍有許多人還是喜歡住院健檢。

林口長庚新陳代謝科主任林仁德說，許多老人因為行動不便或身體比較虛弱，當日健檢對他們來說可能太緊湊，所以不少人還是選擇住院，比較能充分休息。另外，也有一些人不喜歡趕鴨子上架的健檢方式，所以寧可住院，悠哉輕鬆的做檢查，也順便休息。

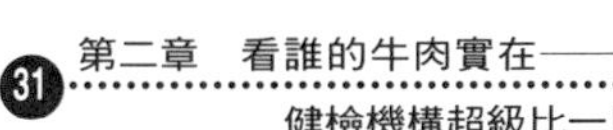

「誰的牛肉比較實在？健檢項目比一比」

決定到哪家機構做健檢時，健檢項目的評比一定少不了。一般來說，健檢項目大概脫不了下列範圍。

健檢項目簡介

1. 一般檢查：包括身高、體重、體溫、血壓、脈搏檢查，以及內科或家醫科醫師問診、觸診或聽診

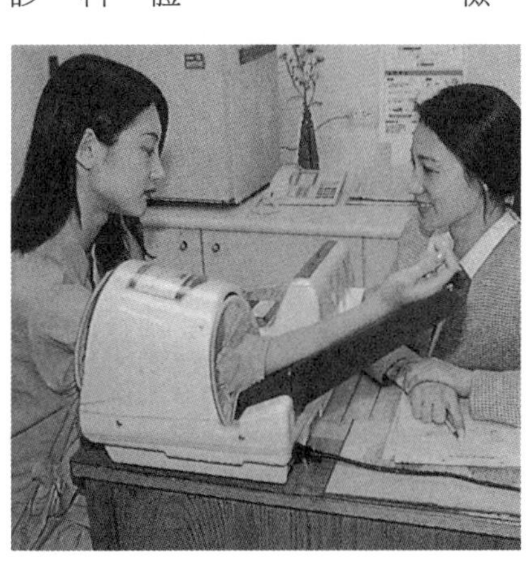

血壓檢查。
台安醫院提供。

等理學檢查，初步了解身體狀況。

2. 血液常規檢查：透過抽血檢驗，了解是否貧血、有無血液異常病變跡象、身體是否有感染、凝血功能是否正常，以及有無罹患白血病的可能。

3. 尿液檢查：了解有無尿道感染、糖尿病、尿蛋白等情形。

4. 糞便檢查：了解腸胃道是否有出血情形及是否感染寄生蟲。

5. 肝膽功能檢查：了解肝臟、膽道是否正常；體液是否平衡，有無水腫或脫水；了解酒精及藥物對肝臟的傷害程度。

6. 腎功能檢查：了解腎功能及尿毒素代謝是否正常，以及是否有罹患痛風的跡象。

7. 肝炎篩檢：了解是否感染B型或C型肝炎病毒。

8. 性病篩檢：了解是否感染梅毒或愛滋病毒。

9. 血糖測定：了解血糖高低，是否罹患糖尿病。

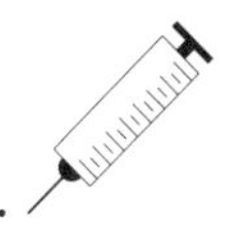
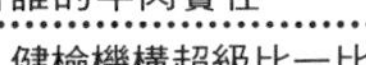

10.血脂肪測定：測量血中膽固醇、三酸甘油酯的高低，了解血管硬化、心肌梗塞的危險性高不高。

11.電解質測定：了解血液中鈉、鉀、氯、鈣、磷等電解質是否保持平衡。

12.甲狀腺機能檢查：了解甲狀腺功能是否正常，有無甲狀腺功能亢進。

13.組織發炎篩檢：可以篩檢體內是否有急慢性發炎或組織壞死現象，並了解是否有罹患類風濕性關節炎的跡象。

14.防癌篩檢：包括子宮頸抹片檢查，了解是否罹患子宮頸癌；以及利用血液中特殊成分的檢驗（腫瘤標記），了解是否有罹患肝癌、攝護腺癌、大腸直腸癌及腸胃癌（ＣＥＡ）、女性生殖器癌（ＣＡ125或ＣＡ130）、乳癌（ＣＡ153）、胰臟癌（ＣＡ19—9）等。

15.內視鏡：

(1)胃鏡：了解食道、胃部及十二指腸有無潰爛、長息肉、糜爛等異常病變。

(2)大腸鏡或乙狀直腸鏡：了解乙狀結腸、直腸有無息肉、腫瘤及是否有痔瘡。

16.超音波：

(1)腹部超音波：篩檢脂肪肝、肝腫瘤、膽結石、膽息肉、腎結石、腎腫瘤；以及胰臟、脾臟是否有腫大或病變。

(2)婦科超音波：了解有無子宮肌瘤或卵巢腫瘤。

(3)心臟超音波：了解心臟是否有病變。

17.X光檢查：

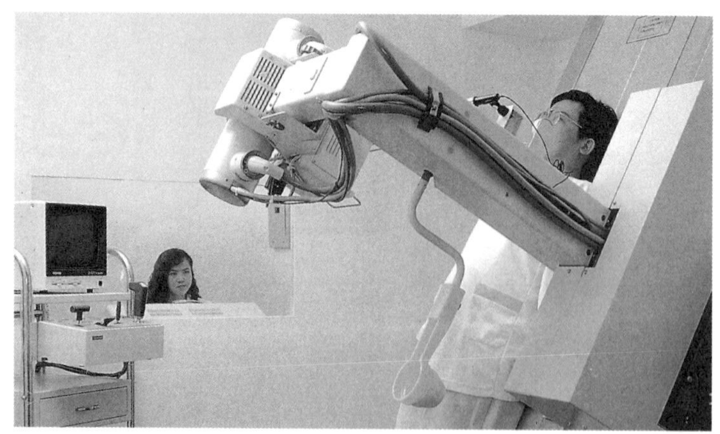

上腸胃道X光檢查。
美兆診所提供。

(1)胸部X光：可了解是否有肺結核、肺氣腫、肺炎、肋膜積水、肺癌、心臟擴大等跡象。

(2)腹部X光：可了解有無膽、腎結石及脊椎病變。

(3)腰薦椎及頸椎X光：了解有無骨刺或關節退化。

(4)牙科全口X光檢查：可了解蛀牙、牙周病、阻生牙、牙根尖病變情形。

(5)乳房攝影：可進一步發現觸診摸不到的乳房腫塊。

18.骨密度測定：了解骨質流失情形，診斷是否有骨質疏鬆症。

19.心電圖檢查：了解心臟有無缺氧或心律不整。

20.肺功能檢查：了解是否有肺積水、肺氣腫、肺炎、肺擴張不全、支氣管疾病等。

21.聽力檢查：了解是否有聽力喪失的現象。

22.各科會診：包括耳鼻喉、眼、牙、婦、泌尿、皮膚科等專科醫師進一步診察。

健檢項目愈多愈好？

想做健檢的人只要多蒐集各家醫療院所的簡介，不難發現每家機構的健檢項目都大同小異，只有少數檢查有所出入。

像是一般檢查、血液常規、尿液檢查、糞便檢查、肝膽功能檢查、腎功能檢查、肝炎篩檢、梅毒篩檢、血糖測定、血脂肪測定、電解質測定、甲狀腺機能檢查、防癌篩檢的子宮頸抹片檢查、腫瘤標記篩檢的肝癌、大腸直腸癌、腸胃癌及攝護腺癌、胸部及腹部X光檢查、腹部超音波、胃鏡、大腸鏡或乙狀直腸鏡、靜態心電圖、肺功能檢查及各科會診等，這些檢查項目算是「基本菜色」，絕大多數醫療機構的健檢都會囊括這些檢查項目。

少數醫療機構會多加幾個菜色，這些較不普遍的檢查項目包括愛滋病篩檢、組織發炎篩檢、心肌及骨骼肌病變篩檢、澱粉酶檢查、細胞痰液學檢查、二十四小時尿液肌酸酐廓清率、骨密度測定、運動心電圖、聽力檢查等。還有許多機構會在防癌篩檢中多加女性生殖器癌、乳癌、胰臟癌等腫瘤標記篩檢；在超音波檢查中多加婦科超音波和心臟超音波；在X光檢查中多加頸椎、腰薦椎檢查、全口X光檢查及乳房攝影等。

台北榮總一般內科主任王聖賢認為，各家機構之所以會有相同的「基本菜色」，其實是這些檢查的成本效益最高，可以花最少成本找出最多的身體異

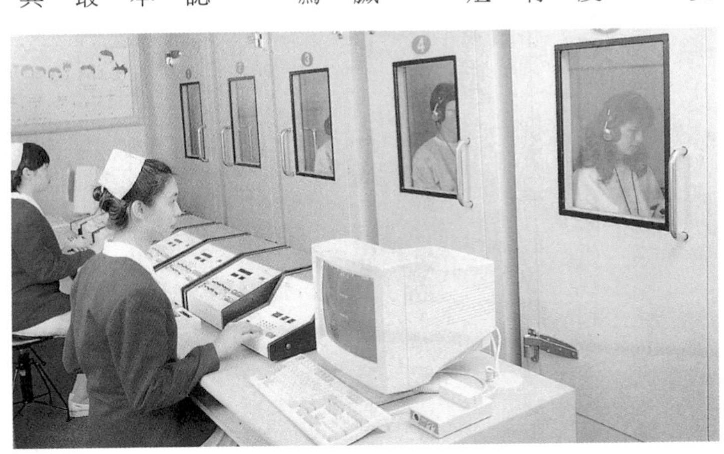

聽力檢查要做好，檢查環境周邊的噪音背景值必須降得很低。
美兆診所提供。

常，而且敏感度較高，不容易出錯。至於各機構另外添加的菜色，就不見得有這麼高的效益了。

以腫瘤標記為例，它是藉由抽血檢驗一種由癌細胞分泌的特殊物質，藉以篩檢癌症。但可惜的是，這種物質不見得都是由癌細胞分泌，正常細胞也有可能產生這種物質，所以檢查結果發現這種物質升高，不能絕對代表就是得了癌症。

王聖賢指出，目前敏感度較高的腫瘤標記是肝癌、大腸直腸癌及腸胃癌和攝護腺癌，所以才廣為各機構採用；至於女性生殖器癌、乳癌、胰臟癌，它們的敏感度和特異性比較不理想，所以只能當作參考。

至於骨密度測定、乳房攝影和婦科超音波檢查這三個攸關女性健康的檢查，王聖賢認為確有其效用，但費用比較高，而且其中的婦科超音波因為檢查部位特殊，骨盆腔內器官太過複雜，子宮周圍有複雜的腸系組織包圍，檢查起來吃力又不易看清楚，不太容易診斷。為避免麻煩和多花錢，多數機構都把這些檢查列為加選項目。

王聖賢還指出，許多醫院的X光檢查會涵括頸部或腰薦椎等部位，這類檢查最大的作用就是多找出一些骨刺。事實上，若病人長了骨刺，應該會有很明顯的症狀，不太需要靠檢查把骨刺找出來。

此外，像是愛滋病篩檢，因為疾病本身比較敏感，而且涉及個人隱私，所以許多機構都選擇不做這項檢查。

其他像是聽力檢查，多數醫院也沒納入這項檢查。三總家醫科主治醫師陳永煌表示，若要把聽力檢查做好，檢查環境周邊的噪音背景值要降得很低，但真的能做到這點的機構很少，國內合格的聽力室也寥寥無幾，他認為在這種情形下做聽力檢查，意義並不大。

各家健檢機構檢查項目比一比

以下介紹的健檢機構包括較知名的健檢診所及大型醫院，以這些機構中最頂級的全身健檢互做比較（若住院健檢和當日健檢都有，則以住院健檢為主），比較各機構間健檢項目的差異。

這些機構包括位於台北市的台大、台北榮總、新光、國泰、台北馬偕、三總、台安醫院及聯安診所；位於台北縣的林口長庚醫院；位於台中市的中國醫藥學院附設醫院；位於台南的成大醫學院附設醫院及奇美醫院；位於高雄市的高雄醫學院附設中和醫院；位於花蓮的慈濟醫院及全省有四處診所的美兆診所。

就像上個段落提到，幾乎每家機構的健檢項目都差不多，但這些基本菜色，也不是每家機構都有，這和訂價高低多少有些關聯。

像是Ｃ型肝炎篩檢，馬偕和慈濟都沒列入檢查；新光、國泰和馬偕都沒有肺功能檢查；國泰因為顧及病人隱私，沒有檢查梅毒；新光和慈濟沒有電解質檢查；台安沒有腹部Ｘ光檢查；林口長庚所有的癌症腫瘤標記篩檢全都要另付費用；大腸直腸癌及腸胃癌篩檢（ＣＥＡ），馬偕、三總、中國及慈濟都沒納入；攝護腺癌篩檢（PSA），新光、馬偕、台安、慈濟和美兆也沒有納入。

其他像是胃鏡和大腸鏡（或乙狀直腸鏡）兩種內視鏡檢查，美兆全都要另行付費加選；台安和奇美則因為避免麻煩，所以沒有大腸鏡或乙狀直腸鏡檢查。

至於基本菜色外，各醫院添加的其他檢查則各不相同。台大有聽力檢查、組織發炎篩檢、腰薦椎和頸椎X光檢查、澱粉酶檢查等；台北榮總有痰液細胞學檢查、肌酸酐二十四小時廓清率檢查、牙科全口X光檢查及女性生殖器癌症篩檢（CA125）；新光有運動心電圖檢查及牙科全口X光檢查；國泰有腰薦椎X光檢查和女性生殖器癌症篩檢（CA125）；馬偕有運動心電圖、牙科X光及婦科超音波檢查；三總有女性生殖器癌症（CA125）、乳癌篩檢（CA153）及頸椎X光檢查。

台安有運動心電圖、聽力及牙科X光檢查；中國有運動心電圖檢查及愛滋病篩檢；成大有聽力檢查及骨密度測定；奇美有骨密度檢查、組織發炎篩檢、心肌病變篩檢、乳房攝影檢查；高醫有骨密度檢查、愛滋病篩檢、心肌及骨骼肌病變篩檢、女性生殖器癌症篩檢（ＣＡ１２５及ＣＡ１３０）、胰臟癌篩檢（ＣＡ１９－９）、腰薦椎Ｘ光檢查、心臟超音波檢查；慈濟有運動心電圖及腰薦椎Ｘ光檢查；美兆有組織發炎篩檢、聽力檢查、心肌病變篩檢及體脂肪測定；聯安有愛滋病篩檢、心肌及骨骼肌病變篩檢、組織發炎篩檢、女性生殖器癌症篩檢（ＣＡ１２５）、腰薦椎Ｘ光檢查及婦產科超音波檢查。

至於在各科會診方面，可以很明顯看出診所和醫院的不同。醫院因為各專科人力資源較多，所以會診科別較多，像是台大、新光、國泰、馬偕、三總、奇美等醫院，會診部分都相當齊備。診所因為受限於醫師人力較少，所以會診方面相形失色（**表2-1**）。

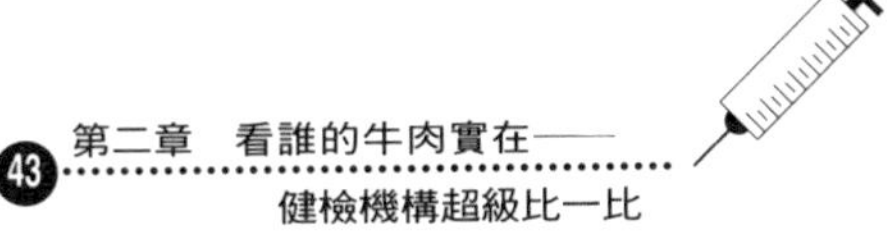

表2-1　各健檢機構檢查項目比較

	台大	台北榮總	林口長庚	新光	國泰	台北馬偕	三總	台安	中國	成大	奇美	高醫	慈濟	美兆	聯安
價位	一萬七千五百元	一萬六千元	一萬四千九百元	一萬三千八百元	一萬五千元	一萬四千元	一萬四千八百元	一萬二千元	一萬五千元	一萬六千五百元	女一萬元 男九千元	二萬元	一萬二千元	會員制	一萬五千元
一般檢查	○	○	○	○	○	○	○	○	○	○	○	○	○	○	○
血液常規	○	○	○	○	○	○	○	○	○	○	○	○	○	○	○
尿液檢查	○	○	○	○	○	○	○	○	○	○	○	○	○	○	○
糞便檢查	○	○	○	○	○	○	○	○	○	○	○	○	○	○	○
肝膽功能	○	○	○	○	○	○	○	○	○	○	○	○	○	○	○
腎功能	○	○	○	○	○	○	○	○	○	○	○	○	○	○	○
肝炎：B肝	○	○	○	○	○	○	○	○	○	○	○	○	○	○	○
C肝	○	○	○	○	○		○	○	○	○	○	○		○	○
性病篩檢：梅毒	○	○	○	○		○	○	○	○	○	○	○	○	○	○
愛滋病									○			○			○
血糖測定	○	○	○	○	○	○	○	○	○	○	○	○	○	○	○
血脂肪測定	○	○	○	○	○	○	○	○	○	○	○	○	○	○	○
電解質測定	○	○	○		○	○	○	○	○	○	○	○		○	○
甲狀腺機能	○	○	○	○	○	○	○	○	○	○	○	○	○	○	○

（續）表2-1　各健檢機構檢查項目比較

	台大	台北榮總	林口長庚	新光	國泰	台北馬偕	三總	台安	中國	成大	奇美	高醫	慈濟	美兆	聯安
組織發炎篩檢	○										○			○	○
心肌病變篩檢LDH											○	○		○	○
骨骼肌病變篩檢CPK												○			○
澱粉酶	○														
痰液細胞學檢查(篩檢不正常肺癌細胞)		○													
24小時尿液肌酸酐廓清率(腎臟排清功能)		○													
防癌篩檢：															
子宮頸抹片	○	○	○	○	○	○	○	○	○	○	○	○	○	○	○
肝癌AFP	○	○		○	○	○	○	○	○	○	○	○	○	○	○
腸胃大腸癌CEA	○	○		○	○			○		○	○	○		○	○
攝護腺癌PSA	○	○			○		○		○	○	○	○			○
女性生殖器癌：															
CA125		○			○		○					○			○
CA130												○			
乳癌CA153							○								
胰臟癌CA19-9												○			
內視鏡：															

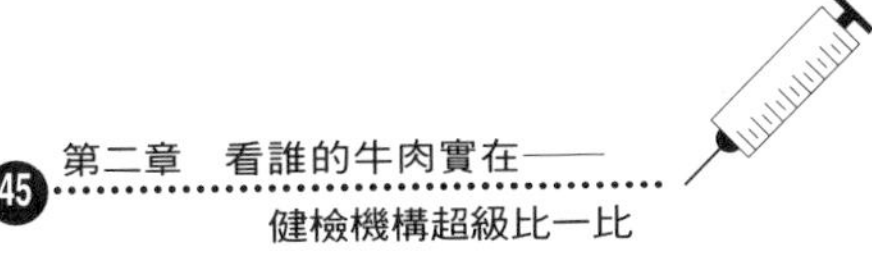

（續）表2-1　各健檢機構檢查項目比較

	台大	台北榮總	林口長庚	新光	國泰	台北馬偕	三總	台安	中國	成大	奇美	高醫	慈濟	美兆	聯安
胃鏡	○	○	○	○	○	○	○	○	○	○	○	○	○		○
大腸鏡(或乙狀結腸鏡)	○	○	○	○	○	○	○		○	○		○	○		○
超音波：															
腹部超音波	○	○	○	○	○	○	○	○	○	○	○	○	○	○	○
婦科超音波						○									○
心臟超音波												○			
X光檢查：															
胸部X光	○	○	○	○	○	○	○	○	○	○	○	○	○	○	○
腹部X光	○	○	○	○	○	○	○		○	○	○	○	○	○	○
腰薦椎X光	○				○							○	○		○
頸椎	○						○								
全口牙齒X光		○		○		○		○							
乳房攝影											○				
骨密度測定										○	○	○			
心電圖：靜態	○	○	○	○	○	○	○	○	○	○	○	○	○	○	○
運動				○		○		○	○				○		
肺功能檢查	○	○	○				○	○	○	○	○	○	○	○	○
聽力檢查	○							○		○				○	

（續）表2-1　各健檢機構檢查項目比較

	台大	台北榮總	林口長庚	新光	國泰	台北馬偕	三總	台安	中國	成大	奇美	高醫	慈濟	美兆	聯安
耳鼻喉科會診	○	○	○	○	○	○	○		○	○	○	○	○	○	○
牙科會診	○	○	○	○	○	○	○	○		○	○	○	○		
眼科會診	○	○	○	○	○	○	○	○	○	○	○	○	○	○	○
泌尿科會診	○			○	○	○	○				○	○	○		
皮膚科會診					○		○		○		○		○		
婦科會診	○	○	○	○	○	○	○	○	○	○	○	○	○	○	○
內分泌科會診	○														
心臟科會診				○											
大腸直腸外科						○									
神經科會診												○			

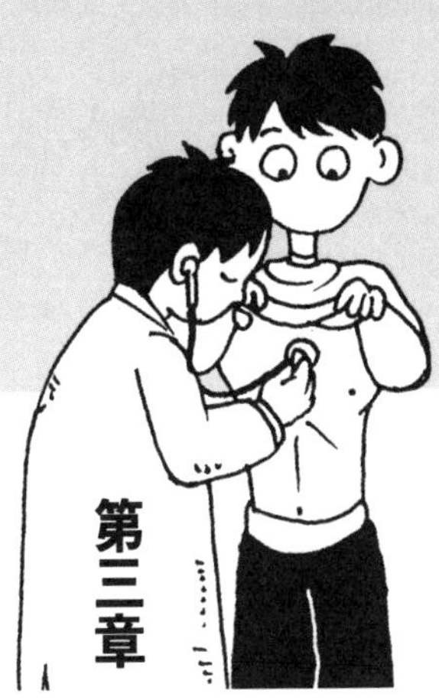

第三章

健檢機構現形記——

十三家醫院及兩家診所完全曝光

國內幾乎區域級以上的醫院都設有健檢部門，健檢診所的數目約莫在十家左右。以下是筆者針對較具代表性的醫療機構，逐一做介紹。

「台大醫院——以第一品牌自居」

台大醫院身為國內醫界的龍頭，醫療水準首屈一指，所以也是熱門的健檢機構。預約人數最多的時候，最久得等上三、四個月才能排到檢查，目前則大約需要等候一個月。

台大醫院最早期時，光是做健康檢查，就得耗時十多天，後來改良成一星期，現在則是一天一夜。在多數醫院紛紛推出當日健檢的情形下，台大醫院還是堅持患者必須住院。

為什麼堅持健檢要住院？台大代謝內分泌科主任張天鈞說，求快總是容易出錯，所以寧可慢工出細活。像量血壓通常是健檢的第一站，如果受檢人匆忙趕去做檢查，血壓都不太穩定，尤其有些人會有「白袍高血壓」，也就是看到醫師就緊張，血壓也跟著升高，檢查更是不能求快。其他像是做超音波，花二分鐘或二十分鐘檢查，品質當然有差異。

和其他醫院的住院健檢比起來，台大的費用大約多二、三千元。但在檢查內容上，除一般套裝檢查項目之外，台大的X光檢查項目較齊備，除胸部、腹部X光外，還有頸部、腰部和薦椎X光檢查，主要功能是可多找出一些骨刺。此外，台大的檢查還多了澱粉酶及C反應蛋白檢查，前者透過抽血檢驗，可以了解胰臟或肝膽道是否有異常情形；後者可作為篩檢體內是否有急慢性發炎或組織壞死的參考。

讓病人覺得最方便的是，在台大健檢發現急需處理的疾病，院方會主動安排受檢者在台大掛號及住院，讓健檢和醫療一起處理，免除後續治療的不便。

台大醫院的健檢中心在六樓，與其他住院病房隔離，擁有獨立空間。病房的色調和設計與其他病房差不多，雖然寬敞，但比較缺乏健檢診所家庭式的溫暖氣氛（**表3-1**）。

健檢心情

連先生覺得安心舒適

現年五十四歲、服務於金融業的連先生，最近第一次到台大做全身健檢。他喜歡這種住院式的健檢，因為只要在病房待著，時間一到會有護士來通知做檢查，不必自己花腦筋，所以可以很放鬆地休息。

以前連先生曾接受公司安排，在診所做免費體檢。他說，診所裡搶時間，覺得有一種「趕鴨子上架」的急迫，所以不太習慣。後來透過朋友大力推薦，來到台大健檢，感覺這裡設備嶄新的，讓人覺得安心。

表3-1　台大醫院健檢相關資訊

項　目	說　明
檢查耗時	一天一夜（晚上六點至隔天下午五點）
檢查費用	單人房17500元；雙人房16000元
檢查項目	見第二章
加選項目	心臟超音波（2300元）、運動心電圖（2100元）、頸血管超音波（2200元）、乳房攝影（2000元）
報告速度	出院當天提供初步報告，詳細報告十天至兩週後掛健診門診聽醫師解說
檢查儀器	除加選項目的乳房攝影、電腦斷層掃描外，完全獨立，不和病人共用
客戶	三分之一是公務人員；固定客戶：元大證券等
預約等候天數	約一個月
附加服務	檢查發現異常情形立刻安排在台大就醫或住院，出院後定期寄送衛教資料
預約專線：（02）23562078	

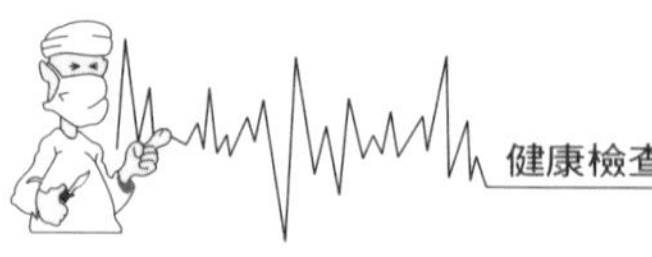

健檢心情

楊先生希望醫師能講解得更清楚

現年七十歲的楊先生已經是第四次來台大健檢，因為平時看病就在台大，所以也乾脆在這邊健檢。透過台大的檢查，他知道自己有攝護腺肥大及B型肝炎帶原的病史，所以一直都有留意病情的變化。

不過，雙手患有皮膚病的楊先生，多年來一直為手上的皮膚病困擾，也因而不好意思伸出雙手，怕嚇到別人。但對於這個宿疾，健檢醫師並沒有明確告訴楊先生應該怎麼治療，他希望醫師能夠講解得清楚些，讓他不再困擾。

台北榮總——老顧客的最愛

台北榮總成立健檢科已經超過三十年，原本一直都只提供住院健檢，但八十七年七月底，院方終於開辦一日健檢。

和一般當日健檢不同，榮總即使是一天健檢，也安排病房給受檢者。這項貼心的設計可以讓一日健檢者有專屬個人的休憩場所，不必像其他健檢機構，休息時必須和其他受檢者排排坐。

台北榮總一般內科主任王聖賢說，該院健檢的特色是3P1Q，也就是**privacy**（重隱私）、**priority**（病人優先）、**price**（價格低）及**quality**（高品質），所以受檢者的忠誠度很高，大都是「忠實顧客」。

其中，不管是住院健檢或一日健檢，院方都安排病房，注重受檢者的隱私。而健檢部門本身即設有門診，可以讓檢查發現有異常的病人，立刻看病給藥，如有需要，也會安排住院，這就是病人優先的原則。在價格方面，榮總強調低廉，但和其他機構相比，應該算是中庸。

在檢查項目方面，榮總除一般套裝內容外，比較特殊的是有牙科的全口X光檢查，住院健檢部分還有痰液細胞學檢查，可以篩檢不正常的肺癌細胞，這是其他機構很少提供的項目。此外，榮總的癌症標記篩檢項目較多，包括肝癌、腸胃癌、攝護腺癌及卵巢癌（CA

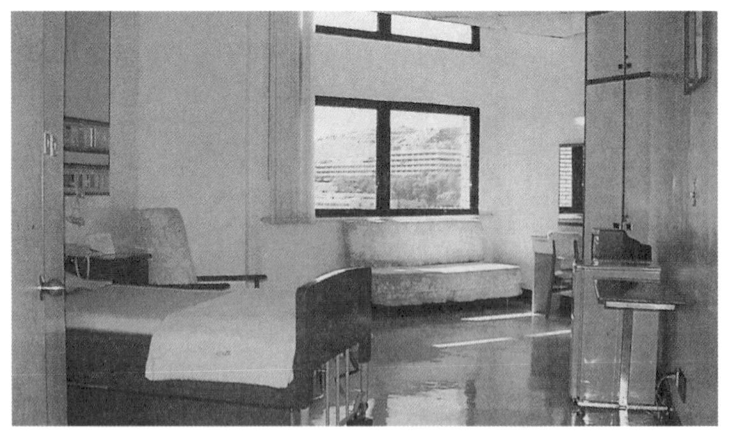

即使是一天健檢，榮總也會安排病房，讓受檢查有專屬的休憩場所。
榮民總醫院提供。

125）。

榮總的健檢病房也有獨立的空間，但裝潢及色調和一般住院病房一樣，各個檢查室看起來也和一般診間相同。和台大醫院類似，算是寬敞明亮，但一樣比較缺乏家庭式的溫馨（**表3-2**）。

表3-2　台北榮總健檢相關資訊

項　　目	說　　　　　明
檢查耗時	住院健檢（二日一夜，早上八點至隔天中午） 一日健檢（早上七點至下午四點）
檢查費用	住院健檢（單人套房）16000元 一日健檢（附單人套房）13500元
檢查項目	見第二章
加選項目	以一般訂價收費，一日健檢因時間有限無法加做
報告速度	健檢結束當日解說一半結果，詳細報告七天後寄達
檢查儀器	除胸部及腹部X光要和病人共用，其他完全獨立
客戶	台北市政府、台電等
預約等候天數	三、四天
附加服務	檢查發現異常後立刻安排在榮總看診或住院 十人以上團體健檢費九折優待
預約專線：（02）28757225	

健檢心情

曾先生在榮總檢查出感情來

現年七十二歲的曾先生旅居美國，但每年總會偕同太太一道回國到台北榮總做全身健檢，至今已經有十三年了。曾先生說，榮總設備好、服務親切，檢查也很認真，他已經檢查出感情來了，和這裡的護士都很熟。

他說，健檢真的很重要，他有許多朋友透過檢查及早發現疾病，治療之後的恢復都比較好。但也有許多比自己年輕很多的朋友，診斷出乳癌、卵巢癌、淋巴癌等，結果因為發現得太晚，治療效果很差，不到半年就過去了。

「林口長庚——有度假的氣氛」

走進林口長庚的健檢樓層，會有一種錯覺，以為來到了度假飯店。一千一百多坪的寬敞空間，粉紅色為基調的裝潢，看來柔和而舒適。每個檢查室外都有嶄新的沙發和書報，就連病房內的冰箱、電視、沙發也不是屬於病房的那一種配件，而是比照飯店客房的品質。來這裡健檢的人穿著院方統一發給的運動休閒服，看起來真的很像在度假，沒有

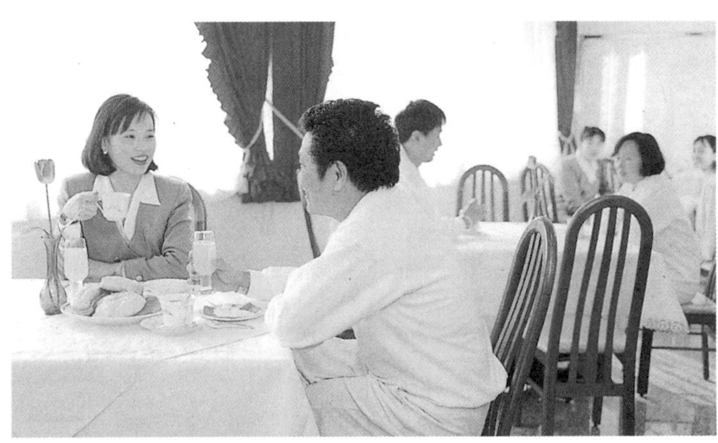

如度假般的輕鬆自在是林口長庚的健檢特色之一。
長庚紀念醫院提供。

一絲醫院的氣息。

林口長庚新陳代謝科主任林仁德說，林口長庚的健檢特色之一就是這種休閒氣氛，由於林口在郊區，可以遠離都市的煩囂，許多受檢人真的是順便來休息的。

他說，這裡的優點還包括完全獨立、服務一流及轉診方便。一千多坪的健檢部門完全和門診分開，健檢用的設備完全獨立，其他醫院很難做得到，而且健檢部門有專屬護士四十幾人，服務一定做得比其他醫院好。此外，一旦檢查發現受檢者有異常情形，院方會立刻安排在長庚就醫或住院。

儘管屬於醫學中心，但在健檢價位上，林口長庚走比較大眾化的路線。不過，價位畢竟會反映在檢查項目上，和其他醫院比起來，林口長庚的套裝健檢內容稍微少了一些，許多項目必須額外付費加選，所以收費加總起來，和其他醫院也相差不多。

像是其他醫院通常會有的癌症標記篩檢，如肝癌、大腸及腸胃道癌、攝護腺癌等，長庚都要額外加選「癌症檢驗」項目，可以檢查的癌症包括肝癌、大腸及腸胃道癌、肺癌、胰臟癌、攝護腺癌、卵巢癌、乳癌等，男女收費分別是一千六百六十五元及一千七百元。

由於絕大多數受檢人都會加選癌症檢查項目，所以林口長庚將來考慮乾脆把這個項目納入常規檢查（**表3-3**）。

健檢心情

李先生和李太太都喜歡林口長庚的舒適

四十多歲的李先生和李太太是第一次來林口長庚健檢，由於是第一次做健檢，所以之前蒐集了好幾家醫院的資料，最後還是決定來這裡。

李先生說，選林口長庚的原因，主要是因為他個人的病歷都在這裡，他擔心如果在別的醫院健檢，病歷互相流通會比較困難。

李太太說，這裡環境優美，做檢查的心情很輕鬆，感覺蠻不錯的，和以前

表3-3　林口長庚健檢相關資訊

項　　目	說　　　　明
檢查耗時	一日健檢（上午七點半至下午五點） 住院健檢（上午八點至隔天下午四點；但週五檢查者為上午八點至週六中午十二點；週六檢查者為中午十二點半至週日下午四點）
檢查費用	一日健檢（男性：11100元；女性：11400元） 住院健檢（單人房14900元；雙人房13900元）
檢查項目	見第二章
加選項目	男性癌症篩檢七項（1665元）、女性癌症七項（1700元）、骨密度超音波（600元）、運動心電圖（1400元）、婦科超音波（1000元）、攝護腺超音波（2000元）、營養指導（260元）。後四項僅限於住院受檢者加選
報告速度	受檢結束當天提供多數報告內容，完整報告一個多星期後郵寄送達
檢查儀器	完全獨立，不和病人共用
客戶	資生堂、台機電、飛利浦、摩托羅拉、明碁電腦、華邦電子、中國國際商銀等
預約等候天數	一週內
附加服務	經檢查發現異常者，立刻安排就醫或住院
預約專線：（03）3280754	

對健檢的印象差很多。不過，由於他們做的是一日健檢，前一天晚上已經禁食，再加上一整個早上餓肚子做檢查，直到中午時，已經覺得餓昏頭了。

「國泰醫院——健檢環境高雅舒適」

很少醫院像國泰這樣，另闢一棟大樓專做健檢和美容，把這些顧客和病人完全分開。在這棟七層樓建築中，有柔和的燈光和處處可見的吊畫，仿如置身畫廊，嗅不出一點醫院的氣味。

為了配合現代人忙碌的生活型態，國泰醫院的健檢已經結束住院業務，完全以當日健檢為主。雖然是一日健檢，但國泰提供的選擇相當多樣，除了和其他醫院全身健檢相當的「福祿壽」健檢外，還提供價位較低的「福」、「福祿」健檢及專為婦女設計的「婦女」健檢。

當然，這些健檢的項目有限，「福」只採集血液、尿液及糞便做基礎檢驗，加上胸部X光和醫師問診；「福祿」的項目稍多，但同樣不包括較昂貴的超音波檢查及胃鏡、乙狀結腸鏡等侵入性檢查。「婦女」健檢同樣不包括侵入性檢查，檢查項目也較一般套裝少了一些，但多了骨密度測定及婦科超音波檢查，用來篩檢婦女常見的骨質疏鬆及婦科疾病。

至於「福祿壽」健檢，除了一般套裝內容外，X光檢查較多數醫院多出了腰薦椎攝影，癌症標記篩檢的項目也較齊備，包括肝癌、大腸及腸胃道癌症、攝護腺癌及卵巢癌等。

不過，許多醫院都有的梅毒及肺功能檢查，國泰的「福祿壽」健檢都沒有

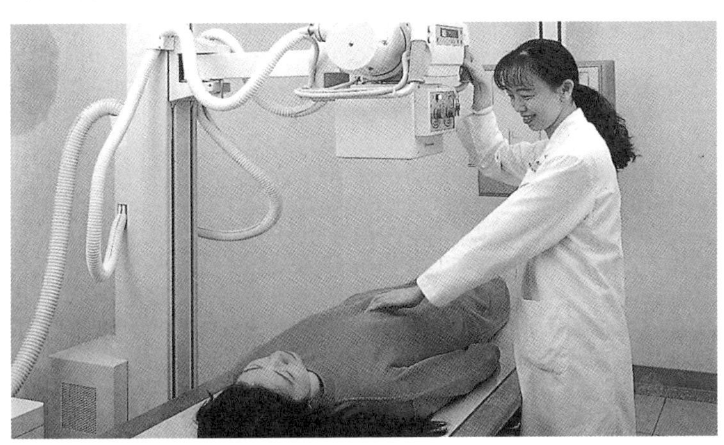

精確先進的檢驗儀器與專科醫師的診斷判讀，可提供正確快速的醫學資訊。國泰綜合醫院提供。

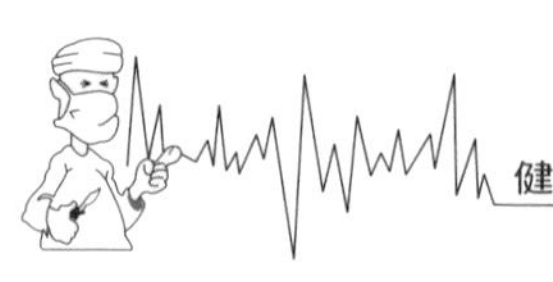

涵括。國泰醫院護理師徐雪萍說，之所以沒做梅毒檢驗，主要是擔心一旦發生偽陽性（實際上沒有感染梅毒，但檢查結果誤判為有），容易造成糾紛，而且這項檢查比較敏感，有些受檢人認為會侵犯隱私。

徐雪萍說，比起其他機構的一日健檢，國泰的價位的確較高，但項目較實在，品質也較好，許多公司一開始比價之後會選擇其他醫院，但最終會再回來國泰。

在健檢儀器上，國泰除了加選的運動心電圖和腦波檢查必須和病人共用外，其他設備完全獨立。徐雪萍說，國泰健檢的特點還包括健檢和病歷合一，院方會將受檢結果彙入每位受檢人的病歷中，沒在國泰看過病的受檢者，則會另闢新病歷，方便受檢人日後就醫。

此外，國泰醫院另外有一項貼心的服務，那就是儘量安排女醫師為女性受檢者做婦科檢查及乳房檢查，讓受檢者更舒適安心（**表3-4**）。

表3-4　國泰醫院健檢相關資訊

項　目	說　明
檢查耗時	「福」、「福祿」約三小時 「福祿壽」、「婦女」約八小時
檢查費用	「福」2300元；「福祿」5500元 「婦女」10500元；「福祿壽」15000元
檢查項目	見第二章
加選項目	腦波檢查、頸大動脈超音波、聽力檢查、乳房X光檢查、骨密度測定、婦科超音波、乳房超音波、頸部X光攝影
報告速度	檢查結束提供初步報告，詳細報告十天後寄達
檢查儀器	除加選的腦波和運動心電圖檢查，其他檢查完全獨立
客戶	IBM、荷蘭銀行、美國在台協會、海基會、外貿協會、日本外交協會、日系公司、國泰人壽保戶公司等一百多家
預約等候天數	大約一週
附加服務	若檢查異常，當天立刻安排就醫或住院 儘量安排女醫師做婦科檢查
預約電話：（02）27082121轉 8720	

新光醫院——健檢、洽公一起來

這裡有傳真機、影印機、電話、電傳視訊、電視和第四台的股票資訊設備，但這裡不是辦公室，而是新光醫院的健檢中心。新光醫院設計的一日健檢，標榜適合工作繁忙的上班族和企業家，雖然不是三、四個小時完成健檢，但在健檢中心的環境設計上，力求可以配合現代人的需求。

新光健檢中心坐落於地下二樓，面

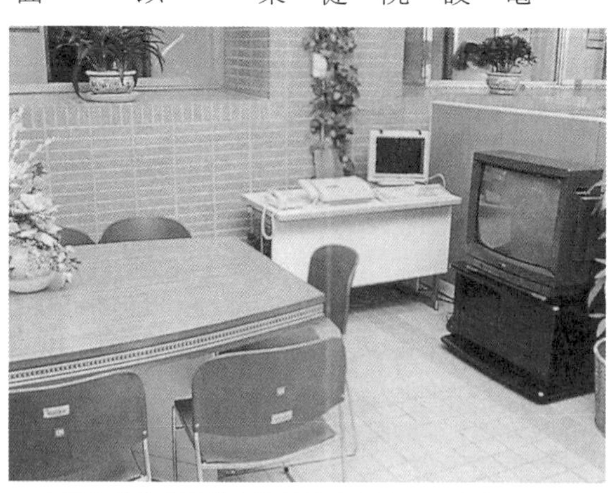

一應俱全的辦公設備讓繁忙的上班族可照常處理公務。
新光吳火獅紀念醫院提供。

積並不大，但由於院內的咖啡廳、餐廳、美容沙龍和便利商店也在同一樓層，所以也成為健檢中心的「腹地」，可供受檢人利用。除辦公設備外，健檢中心還有待診大廳、書報區、高爾夫推桿區等，但空間並不算大。

新光八十七年十月才結束住院健檢業務，目前以一日健檢為主。在檢查項目上，除一般健檢的套裝內容外，新光提供運動心電圖及牙科全口X光攝影，這是其他醫院較少見的。不過，為考量整體成本及

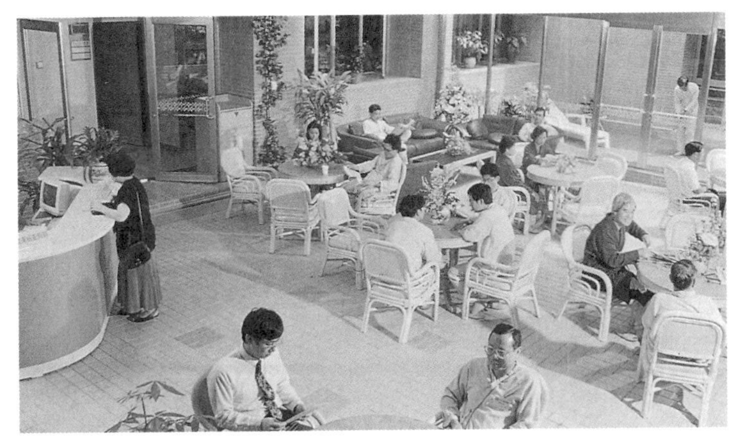

咖啡廳、餐廳、美容沙龍與健檢中心位在同一樓層，成為健檢中心的「腹地」。

新光吳火獅紀念醫院提供。

收費價格，新光並無提供肺功能及血中電解質的檢查。

新光醫院家醫科主任呂清元說，新光健檢的特色是服務親切、效率高、檢驗設備新穎。但他也不諱言，由於健檢中心的檢查儀器尚未完全獨立，所以有時必須帶受檢者到門診和一般病人一起等候檢查，導致受檢者會在地下一樓、二樓及地面一樓來來去去（**表3-5**）。

健檢心情

林先生覺得排隊等胃鏡很費時

玉山銀行的林先生已經是第四次來新光做健檢，之前幾次都是住院，這次改成一日健檢，他覺得方便多了。林先生第一次健檢時發現罹患萎縮性胃炎，醫師警告他日後罹患胃癌的機率較一般人高，這也成為他心頭的陰影，覺得應該每年做一次健檢。

林先生說，來新光健檢覺得還習慣，環境也不錯，但唯一不方便的，就是

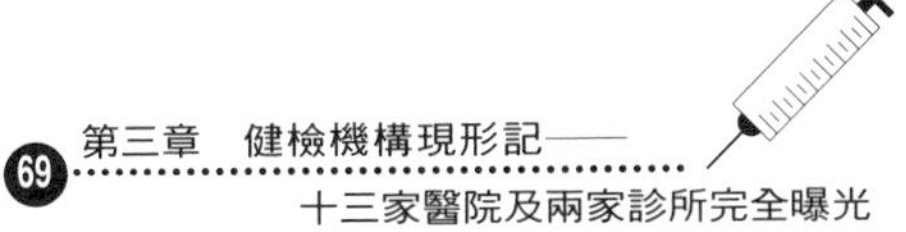

表3-5　新光醫院健檢相關資訊

項　　目	說　　明
檢查耗時	一天（早上七點半至下午五點）
檢查費用	13800元
檢查項目	見第二章
加選項目	骨密度測定、心臟超音波、乳房超音波、乳房攝影、電腦斷層掃描、腦波檢查、攝護腺癌PSA檢驗、腎臟超音波
報告速度	檢查當天解說初步報告，詳細報告一週後寄達
檢查儀器	部分儀器必須和病人共用
預約等候時間	大約一週
客戶	英業達、IBM、台灣銀行、力霸飯店、新光關係企業、三菱
附加服務	健檢發現疾病，立刻安排就醫
預約專線：（02）28389466	

有些檢查要和病人一起等候。像是這次他早上七點半就來了，但直到十點多才做完胃鏡檢查，才能吃早餐，感覺浪費了不少時間。

「台北馬偕醫院——標榜病人第一」

台北馬偕的健檢中心八十八年將重新規劃空間，目前暫時安置在十三樓，空間稍微侷促一點。健檢方式以當日健檢為主，但也保留三床病床供住院健檢之用。

馬偕家醫科主任黃麗華說，馬偕健檢的特色就是服務好，因為許多病人來自中南部，所以一檢查出問題後，即使是初診，院方很快就安排在馬偕看病，效率非常高。

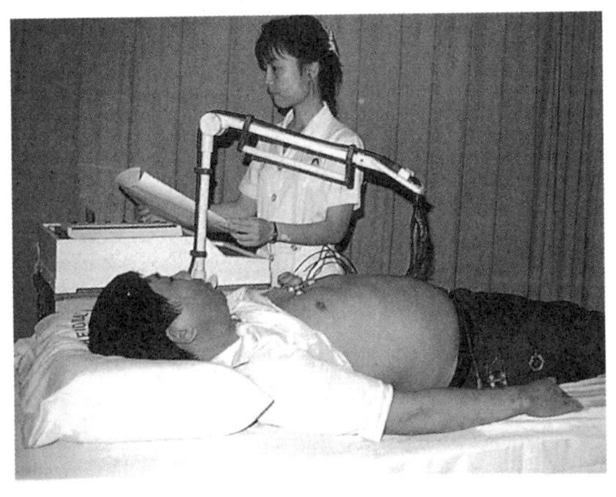

全面採用新式儀器和獨立診間，讓受檢者得到清靜的環境和精確的檢查結果。馬偕紀念醫院提供。

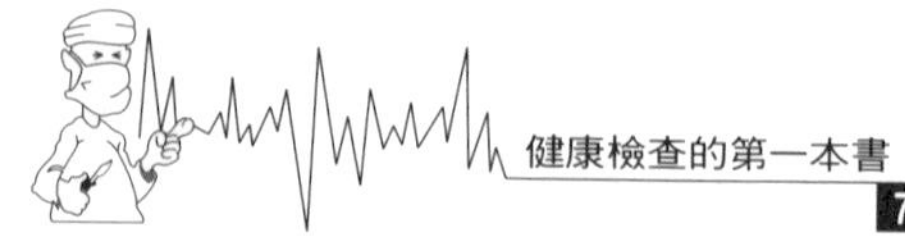

表3-6　台北馬偕醫院健檢相關資訊

項　目	說　明
檢查耗時	住院健檢（中午十二點半至隔天中午十二點） 當日健檢（早上七點半至下午五點）
檢查費用	住院健檢（單人房14000元；雙人房13000元） 當日健檢11500元
檢查項目	見第二章
加選項目	骨質密度測定（1000元）、婦科超音波（1000元）
報告速度	當日解說部分結果，兩週後回門診看完整報告
檢查儀器	除X光外，完全獨立
客戶	南山人壽、玉山銀行、板橋信用合作社等
預約等候時間	一週內
附加服務	檢查發現異常需要就醫者，立刻安排就醫，十人以上公司團體九五折優待
預約專線：（02）25433535轉 3139	

在檢查內容方面，馬偕除了一般套裝健檢的項目之外，還包括多數機構沒有的運動心電圖、牙科全口X光攝影，住院健檢部分還多加婦科超音波檢查。不過，和多數醫院相較，馬偕沒有肺功能及C型肝炎檢查，癌症標記篩檢項目也較少，只有肝癌一項（胎兒甲蛋白）。

在檢查儀器方面，除了X光必須和門診病人共用外，其他儀器完全由健檢中心獨立使用（**表3-6**）。

三總——傳統經營不花俏

和一般私人醫療機構標榜度假式的健檢很不相同，三總的健檢中心和其他病房沒兩樣，沒有特殊的裝潢或佈置，完全是醫院的感覺。三總家醫科主治醫師陳永煌不諱言，醫院總是偏重照顧急性病患，所以三總並不特別在健檢業務上，花心思和各家機構競出奇招，遵循的仍是舊式的經營模式。

這種特性反映在健檢客層上，目前自費在三總做健檢的個人或私人機關比較少，多半是公家機關的公務員來做免費檢查。

為因應現代人的需求，原本只有住院健檢的三總，八十八年初將順應市場，推出一日健檢。但由於三總健檢部門資源較少的關係，許多檢查儀器必須和病人共用。

此外，多數醫院基於擁有龐大的醫療資源，幾乎都會為健檢受檢人安排後續醫療，但三總也沒有這項服務。

不過，在檢查內容上，三總的項目倒是蠻紮實。除了一般套裝健檢的必備項目外，三總的X光檢查包括多數醫院不會涵蓋的頸部檢查，癌症標記檢查項目也比較齊備，包括肝癌（胎兒甲蛋白）、乳癌、卵巢癌、攝護腺癌等（**表3-7**）。

表3-7　三總健檢相關資訊

項　　目	說　　　　明
檢查耗時	一天一夜（早上八點至隔天中午十二點）
檢查費用	14800元
檢查項目	見第二章
加選項目	無
報告速度	當天提供報告，詳細報告兩週後由醫師約診解說
檢查儀器	部分儀器必須和病人共用
客戶	台北市政府、學校等公家機關
預約等候時間	一週內可排到
附加服務	無
預約專線：（02）23659055轉 315	

「台安醫院——有地球村的味道」

台安是基督教會經營的醫院，不少教友和外籍人士來此健檢。台安醫院健診中心經理蘇佳玲說，因為台安是美國在台協會指定的少數移民體檢醫院，加上醫院工作人員多半精通英語和其他外語，所以來此做體檢的外國人特別多。

雖然台安健診中心的儀器沒有完全獨立，受檢人必須和門診病人共用X光和超音波檢查，但卻能在四小時內做完全身健

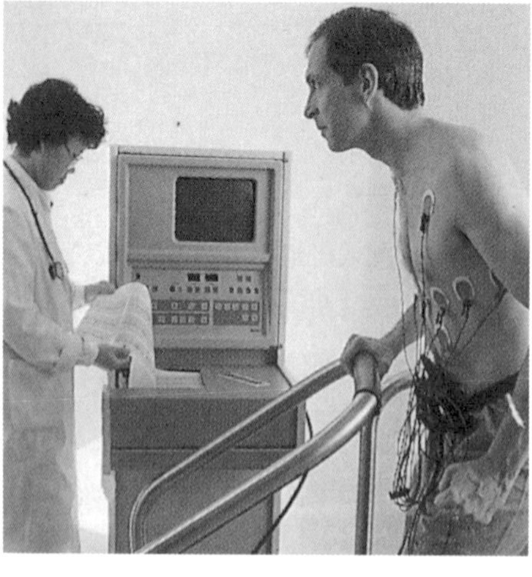

在檢查內容方面，台安比一般套裝健檢多出運動心電圖檢查。
台安醫院提供。

檢，這樣的效率在其他醫院比較少見。蘇佳玲說，這是因為院方一個早上只安排十二個病人，所以能夠精密有效率的完成高品質健檢。

在檢查內容方面，台安比一般套裝健檢多出運動心電圖檢查，但沒有安排多數醫院都會納入的直腸鏡（或乙狀結腸鏡）檢查及腹部X光檢查（**表3-8**）。

表3-8　台安醫院健檢相關資訊

項　目	說　　明
檢查耗時	四小時（早上八點至中午十二點）
檢查費用	12000元
檢查項目	見第二章
加選項目	愛滋病毒篩檢（630元）、類風濕性關節炎因子試驗（300元）、腹部X光（380元）、攝護腺癌PSA篩檢（500元）、乙狀結腸鏡檢查（2500元）、脊椎X光（1000元）、骨質密度測試（1500元）、乳房X光攝影（2000元）、卵巢子宮超音波（900元）
報告速度	檢查結束提供初步報告，詳細報告約一週後回院說明
檢查儀器	X光和超音波檢查要和門診病人共用
客戶	豐田汽車、宏碁電腦、中華汽車、必治妥藥廠、美強生藥廠、默沙東藥廠等
預約等候時間	約一週左右
附加服務	發現疾病立刻安排就醫
預約專線：（02）27400729	

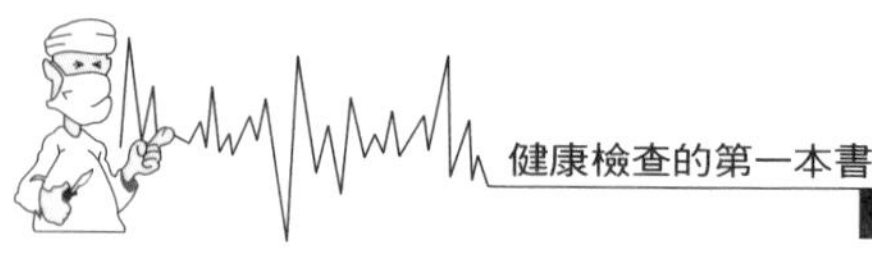

健檢心情

李先生一家都在台安健檢

專程從嘉義北上、陪大哥來台安做健檢的李先生，一家人在短短的幾個月內，一一來台安報到做健檢。

李先生說，因為有親戚在台安做事，太太和二哥就想到這裡做體檢，太太還因此發現原有的身體痠痛，原來是骨質疏鬆症惹的禍，現在已經開始接受荷爾蒙治療及補充鈣質。

李先生在太太建議下，也在台安做體檢，並在輸尿管發現結石，而且也很快的在醫院內就用震波碎石取出結石。這回李先生陪大哥做體檢，檢查結果發現大哥有十二指腸潰瘍，也馬上掛號看醫師。

李先生說如果不是做健康檢查，他們幾個人都不知道自己有這些病，想想健檢真的很重要。他也稱讚台安醫院的服務很親切，以後會定期回來做健檢。

「中國醫藥學院附設醫院——健檢樣式包羅萬象」

位於台中市的中國醫藥學院附設醫院提供中部民眾相當多的健檢選擇，除了住院的全身健檢之外，院方還設計了十七歲以下、十八至三十五歲、三十六至六十歲、六十一歲以上等四個不同年齡層的健檢套裝，還有專做癌症篩檢的健檢。

不過，這些依年齡設計的檢查內容自然是有所取捨，試圖以最少錢篩檢出該年齡層族群最多的疾病，所以檢查項目無法面面俱到。像是三十五歲以下的檢查幾乎都沒有涵蓋癌症篩檢，以及超音波、內視鏡檢查，也沒有各科的會診。

在全身健檢方面，中國醫藥學院附設醫院的檢查項目除一般套裝內容外，

表3-9　中國醫藥學院附設醫院健檢相關資訊

項　　目	說　　　　明
檢查耗時	住院健檢（中午一點至隔天早上十一點） 一日健檢（不同年齡健檢及癌症篩檢耗時二至四小時不等）
檢查費用	住院健檢15000元 一日健檢（十七歲以下4000元；十八至三十五歲6000元；三十六至六十歲8000元；六十一歲以上10000元；癌症篩檢4000至6000元）
檢查項目	見第二章（住院健檢）
加選項目	以一般訂價收費
報告速度	檢查當天有初步報告，詳細報告會通知受檢人到院說明或兩週後寄達
檢查儀器	除X光檢查，其他儀器完全獨立
客戶	台中長榮桂冠酒店、奇美實業台中分公司、聯合報台中廠等
預約等候時間	大約一週
附加服務	檢查結果異常，立刻安排就醫
預約專線：（04）2052121轉 3250	

還包括其他醫院很少做的愛滋病篩檢、運動心電圖，但並沒有牙科檢查。

中國醫藥學院附設醫院家醫科主任劉秋松說，該院健檢的最大特色就是仔細，而且有完善的各科轉診治療追蹤，如果發現檢查有異常，會立刻安排就醫或住院（**表3-9**）。

成大醫學院附設醫院——標榜國家級的品質

成大醫院坐落於台南市市中心，健檢中心在醫院大樓十二樓頂樓，緊鄰成大校園及台南市中心。住院健檢時，可以鳥瞰台南市的繁華夜景，也可以感受成大校園的人文氣氛及自然景觀。

對於健檢業務，成大院方標榜是國家級的服務。成大家醫科主任吳晉祥強調，該院參與健檢的醫師不僅是各專科的專科醫師，而且都是主治醫師級，對

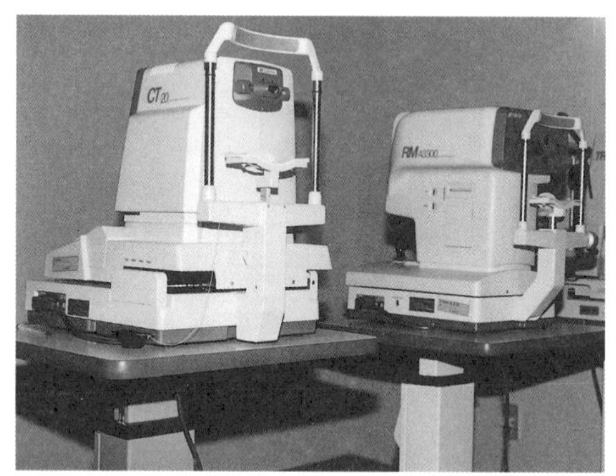

對於健檢業務，成大標榜的是國家級的服務。
成大醫學院附設醫院提供。

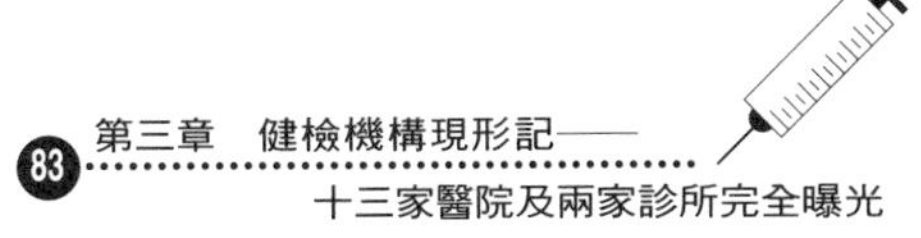

資料的判讀和向病人的解釋，品質都更好。

就檢查項目來看，成大涵括所有基本該有的「菜色」，而且還有其他醫院較少提供的超音波骨密度檢查及聽力檢查。（**表3-10**）

表3-10　成大醫學院附設醫院健檢相關資訊

項　目	說　明
檢查耗時	一天一夜（晚上六點至隔天下午四點）
檢查費用	16500元
檢查項目	見第二章
加選項目	一般訂價收費
報告速度	檢查結束提供初步報告，詳細報告兩週後寄達
檢查儀器	除X光及超音波檢查，其他檢查儀器完全獨立
客戶	多為個人，無固定公司行號
預約等候時間	幾乎隨時可立刻受檢
附加服務	兩人同行可享九五折優待，團體十人九折，二十人八折優待
預約專線：（06）2353535轉 333	

「奇美醫院──以物美價廉為號召」

奇美醫院位於台南縣永康市，是台南地區近年來經營得相當不錯的醫院。奇美的健檢中心為求環境舒適輕鬆，與醫院其他醫療部門隔離，裝潢與佈置也講求有度假的休閒感受，在南台灣的知名度和口碑都不錯。

為因應工商業社會需求，奇美醫院去年已經停止住院健檢，目前全以當日健檢為主，樣式包括半日及一日健檢。前者的健檢項目較簡略，而且不包括各科會診。

一日健檢的內容除一般全身健檢套裝的項目外，還包括多數醫院不涵蓋的類風濕性關節炎檢查、心肌酵素檢查，以及其他機構列為加選的乳房攝影及骨質密度測定，檢查內容算是相當豐富。但一般醫院通常會有的大腸鏡或乙狀結腸鏡檢查，由於檢查前必須服用篦麻油，為免寄送麻煩，所以奇美不做這項檢查（**表3-11**）。

和其他醫療機構比起來，奇美一日健檢的費用便宜一至三千元。許多人好奇價錢怎麼能壓得這麼低？奇美醫院預防醫學科經理劉麗貞說，就成本來看，真的可以是這個價錢，奇美只是把利潤回饋給顧客而已。

表3-11　奇美醫院健檢相關資訊

項　　目	說　　　　明
檢查耗時	半日健檢（早上八點至十點） 一日健檢（早上十一點至下午三點）
檢查費用	半日健檢（5000至6500元） 一日健檢(男：9000元；女：10000元）
檢查項目	見第二章（一日健檢）
加選項目	不一定，視需求而定
報告速度	當日解說部分報告，詳細報告兩週後寄達
檢查儀器	除骨密度測定及乳房攝影檢查外，其他完全獨立
客戶	不便告知，但都是台南縣市的大型企業及機關團體
預約等候時間	大約一週
附加服務	健檢發現異常後，可以立刻安排門診或住院
預約專線：（06）2812811轉 3540~3	

「高醫附設中和醫院——最豪華的健檢在這裡」

高醫對體檢業務相當重視，近年還特別興建一棟體檢中心大樓，和醫院的門診及住院完全分開，避免受檢者在嘈雜的環境下冗長等候，所有的檢查都可以在這棟大樓完成。

高醫的全身健檢包括一日健檢（松、竹兩級）及住院健檢（分為梅及梅ＶＩＰ兩級），其中梅ＶＩＰ屬於貴賓級的住院健檢，健檢項目相當齊全，二萬元的收費在國內可能是數一數二的價位，很可能是國內最豪華的健檢。

梅ＶＩＰ除了一般健檢套裝內容外，Ｘ光攝影項目較多（包括腰椎部位），並包羅其他醫院較少納入或必須加選的健檢項目，像是心肌及骨骼病變檢查（抽血驗「肌酸酐激酶」ＣＰＫ及「乳酸脫氫酶」ＬＤＨ）、愛滋病抗體檢驗、心臟超音波檢查、骨質疏鬆症測定等。而且癌症標記篩檢也較齊備，除多數醫院會涵括的肝癌、大腸癌及腸胃道癌、攝護腺癌外，還涵蓋胰臟癌及生殖系統癌。

至於梅級的住院健檢，和一般醫院相差不多，但多出愛滋病抗體檢驗、心肌及骨骼病變檢查。而松級的一日健檢，則比一般全身健檢套裝稍微簡略，沒有胃鏡和大腸直腸鏡檢查，也沒有各科醫師照會會診。竹級一日健檢則較松級多出胃鏡檢查、腹部X光攝影、子宮頸抹片檢查及攝護腺癌篩檢（PSA）等，但仍無大腸直腸鏡檢查及各科照會（**表3-12**）。

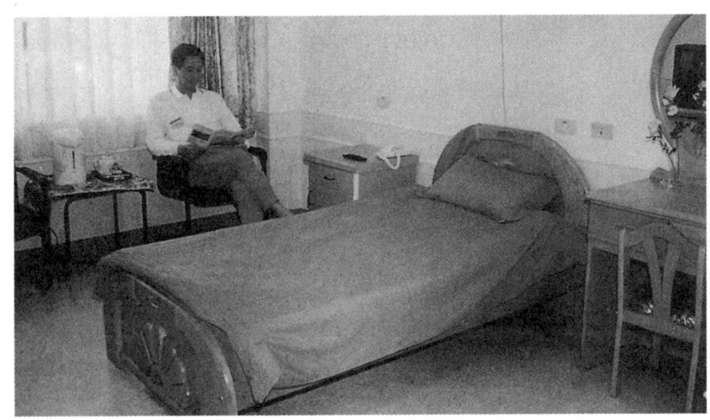

高醫的梅VIP屬於貴賓級的住院健檢，健檢項目相當齊全。
高醫附設中和醫院提供。

表3-12 高醫附設中和醫院健檢相關資訊

項　目	說　明
檢查耗時	一日健檢（松、竹：早上八點至中午十二點） 住院健檢（梅、梅VIP：早上七點半至隔天中午）
檢查費用	一日健檢（松：6500元；竹：10000元） 住院健檢（梅：14000元；梅VIP：20000元）
檢查項目	見第二章（梅VIP）
加選項目	骨密度測定（600元）、電腦斷層攝影（7000元）、核磁共振掃描（12000元）、乳房攝影（2000元）婦科超音波（400元）、幽門桿菌抗體（540元）、胰臟癌篩檢CA19-9（600元）、女性生殖器官癌篩檢CA125（600元）、心臟超音波（2100元）
報告速度	檢查結束提供初步報告，詳細報告大約十天後寄達
檢查儀器	完全獨立
客戶	核三廠、中鋼、中油、台電等
預約等候時間	一週或十天內
附加服務	五人以上健檢費九折，十人以上八折，定期VIP九五折，檢查發現異常，會立刻安排就醫或住院
預約專線：日（07）3208269；夜（07）3208270	

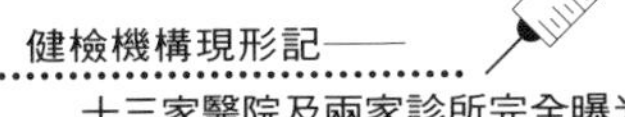

「花蓮慈濟醫院——注重保健教育」

在東台灣做健檢，感覺有點不一樣。正當多數醫療機構費力縮減健檢時間時，慈濟卻推出兩天兩夜的健檢。最特別的是，受檢人可以利用健檢之便，順便徜徉在東台灣的山光水色，院方也特別安排素食，讓受檢人的腸胃可以乘機暫時清淨一番。

和其他醫院的健檢項目相比，慈濟的健檢項目不算多，包括多數醫院都有的C型肝炎篩檢、電解質檢測、肺功能檢查和大腸癌篩檢（CEA）等，慈濟都沒有包羅在內。倒是其他醫院相當少見的體適能檢查，慈濟特別提供給受檢人，評估他們的心肺功能、柔軟度及仰臥起坐的能力（**表3-13**）。

慈濟家醫科主任王英偉說，現在的健檢太重視提早發現疾病，而忽略預防醫學的重要。他認為，與其早點發現疾病，不如早養成良好的生活習慣，所以慈濟才會設計體適能檢查，讓現代人了解自己的體力，醫護人員也會教育受檢人調適壓力、調整生活型態及戒除不良的生活習慣。

表3-13　慈濟醫院健檢相關資訊

項　　目	說　　　　明
檢查耗時	住院健檢（二天二夜，晚上八點至兩天後的中午）
檢查費用	12000元
檢查項目	見第二章
加選項目	乳房攝影、腦波檢查、骨密度測定、腦血管超音波、肺功能檢查、核子運動心電圖
報告速度	部分結果檢查當天得知，詳細報告十天內寄達
檢查儀器	除X光、胃鏡、大腸鏡、眼壓設備外，其餘獨立
客戶	慈濟功德會總會及相關單位、台電等
預約等候時間	約一、二個月
附加服務	若有檢出問題，立刻安排就醫
預約專線：（03）8561825轉 2949	

「美兆診所——國內受檢人數最多的機構」

美兆診所有四家，分別位於台北市、桃園縣、台中市和高雄市。美兆創先以多層次傳銷的方式推介健檢，以入會制計算健檢費用，國人的接受度頗高。美兆估計一年約有八萬人次受檢，這不僅是國內受檢人數最多的機構，國外許多醫療機構也對美兆能吸引這麼多健檢人口感到好奇，紛紛來台參觀。

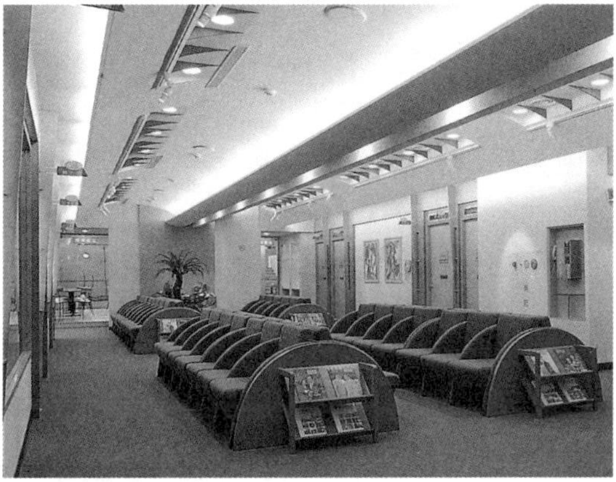

檢查區裝潢得有如藝廊，受檢者候診時還有高雅的畫作可以欣賞。
美兆診所提供。

美兆對健檢的經營可說完全擺脫醫療機構的形象，檢查區裝潢得有如藝廊，受檢人坐在舒適的沙發上候診時，還有高雅的畫作可以欣賞。但在這種悠閒的氣氛中，檢查進行得相當有效率，院方會為受檢人先簡報檢查流程，而後所有流程全部電腦化。

這裡的受檢者每人都持有電腦磁卡，進入各檢查站時在門口刷一下卡，之後檢查資料會自動傳輸到資訊室統一彙整。美兆診所總院長宋丕錕說，電腦化是美兆能在四小時內做完健檢的最大利器，而且自八十八年開始，美兆也首

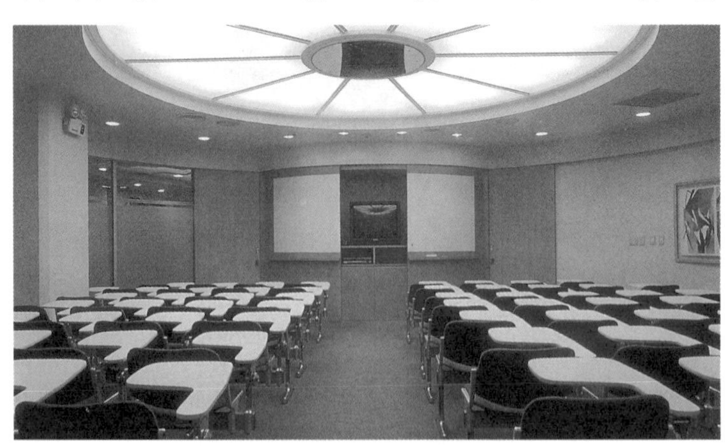

檢查前，院方先在簡報室為受檢者簡報檢查流程。
美兆診所提供。

創檢查當天就能帶走報告（子宮頸抹片檢查結果除外）。

此外，美兆還有多項特有的服務，像是寄發健檢結果報告書後，會有資深護理人員主動打電話到府講解；受檢人到美兆做健檢前，院方會先調查受檢人飲食習慣，並在健檢後給予飲食建議，健檢當天院方還會根據個人身高、體重、性別、年紀、工作量等，設計一份熱量適度、營養均衡的標準餐給受檢人當午餐，作為日後飲食的參考。

在檢查內容上，美兆的安排和其他機構不太相同。一般機構列為必備項目的胃鏡和大腸鏡或乙狀結腸鏡檢查，美兆都列為加選項目，而且也沒有牙科檢查。

但和多數機構相比，美兆卻多出了組織發炎篩檢項目（C反應蛋白及類風濕性關節炎因子）和心肌病變檢查（LDH），而且在測量體重之外，還多了體脂肪的測定。（**表3-14**）

表3-14　美兆診所健檢相關資訊

項　　目	說　　　　明
檢查耗時	四小時（上午八至十二點；下午一至五點） 但加選項目要另約時間做檢查
檢查費用	必須入會購買生活卡，才能接受健檢。卡分成Ａ、Ｂ、Ｃ三種。 Ａ卡：價格32800元，可供直系親屬或配偶共六人使用，每人健檢費用僅3500元，但每年須繳2000元年費。 Ｂ卡：價格22300元，可供直系親屬或配偶共三人使用，每人健檢費用僅3500元，但每年須繳1500元年費。 Ｃ卡：價格16500元，只能個人使用，每次健檢費用僅3500元，但每年須繳1000元年費 《範例》使用Ａ卡、一家六人第一年健檢費： 入會費32800元＋健檢費（3500元×6人）＝53800元，平均每人健檢費為8967元。 第二年健檢費： 年費2000元＋健檢費（3500元×6人）＝23000元，平均每人健檢費為3833元。
檢查項目	見第二章
加選項目	愛滋篩檢、Ｃ型肝炎檢查、攝護腺癌篩檢（PSA）、骨質密度測定、胃鏡檢查、直腸鏡檢查、婦科超音波檢查、乳房攝影檢查、骨質流失篩檢
報告速度	除子宮頸抹片檢查外，所有報告當天帶走
檢查儀器	沒有病人，完全供健檢所用
客戶	德州儀器、凱悅飯店、亞洲化學、元富證券等
預約等候時間	大約兩週
附加服務	主動以電話到府解說報告內容、提供飲食評估報告單、不定期舉辦營養及健康講座
預約專線：台北（02）256722333　桃園（03）3528899 台中（04）3598686　高雄（07）8150033	

健檢心情

白先生滿意美兆的效率

任職於錦繡出版社的白先生是在家人的推薦下，來到美兆做健檢。原本妹妹告訴他在這裡健檢只要三個鐘頭，他半信半疑，覺得品質一定很粗糙，但實地來過後，覺得美兆的設備新穎，環境很舒適，報告也很清楚，做完檢查對自己的身體狀況一目了然，所以他很滿意。

白先生說，前兩年檢查發現肝臟都沒什麼問題，今年發現有脂肪肝，可能是應酬喝酒過多造成，他要開始小心作息和飲食習慣。

「聯安診所——爭取中產階級的認同」

聯安診所位於台北市敦化南路的黃金地段，形象定位是「一個協助您管理健康資產的夥伴」，標榜的是美式健檢風格，訴求的對象以企業和都會區的中產階級為主。公司行號大約占了聯安診所健檢量的三分之一，堪稱是企業的最愛。

和一般健檢診所擁有的優勢相同，聯安診所的健檢環境也一樣舒適雅致，甚至連擺設的藝術品都定期更換。聯安診所的面積不大，但有家庭診所的溫馨氣氛，診所還會播放輕柔的治療音樂，讓受檢者放鬆心情。

在健檢內容上，聯安的健檢項目堪稱相當完整。除了一般健檢的套裝內容外，聯安還多了心肌及骨骼病變檢查、腰椎側位X光、愛滋病篩檢、類風濕性關節因子篩檢、子宮卵巢超音波檢查；在癌症標記篩檢的項目上，除多數醫療機構都會納入的肝癌、大腸及腸胃道癌、攝護腺癌外，還多了婦女生殖器癌。

不過，多數醫院會有的牙科會診，聯安並未納入。院方的解釋是，因為一般人平均每半年就該洗一次牙，屆時牙科醫師就會做檢查，所以健檢不太需要包含這個項目。

標榜美式健檢的聯安診所，還有一個VIP服務。那就是院方每天都會保留幾個名額，方便一些平時無暇做健檢的大忙人，一旦他們正巧有空檔時，可以臨時起意，隨到隨檢查（**表3-15**）。

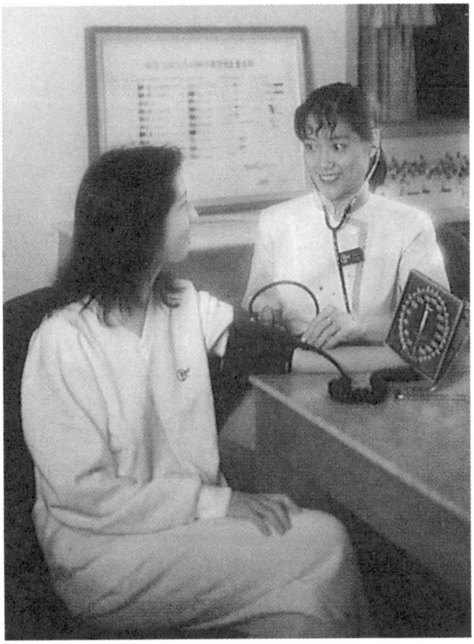

個別化的照顧可以消除受檢者的緊張不安。
聯安診所提供。

表3-15　聯安診所健檢相關資訊

項　　目	說　　　　　明
檢查耗時	八小時（上午八點至下午四點）
檢查費用	15000元
檢查項目	見第二章
加選項目	一般訂價收費
報告速度	當天解說絕大多數的結果，完整報告兩週後寄達
檢查儀器	沒有病人，完全供健檢獨立使用
客戶	中國信託、聯華電子、台積電、崇友實業、資誠會計師事務所
預約等候時間	五至七天
附加服務	VIP隨到隨檢 聯安醫療網供後續醫療
預約專線：（02）27023266	

健檢心情

林小姐很滿意聯安的品質

林小姐是在朋友的介紹下，來到聯安做健檢，而且連續做了三年，連母親和先生也都跟著她一起來健檢。

林小姐說，起初有點不放心診所，擔心他們只是做「短線」的，賺一票就走，但實地來到這裡，發現聯安的確是一個長期規劃的機構，而且服務很好，非常有效率。

她說，健檢的確矯正了家人的生活習慣，像先生一向愛吃油膩食物，要不是健檢發現自己三酸甘油酯過高，而且有脂肪肝，他不可能痛下決心，把肥肉、魯肉飯、甜點、酒和零食都戒了，而且還會自動量體重。

對於聯安，林小姐說很滿意，沒有什麼要加強的了！

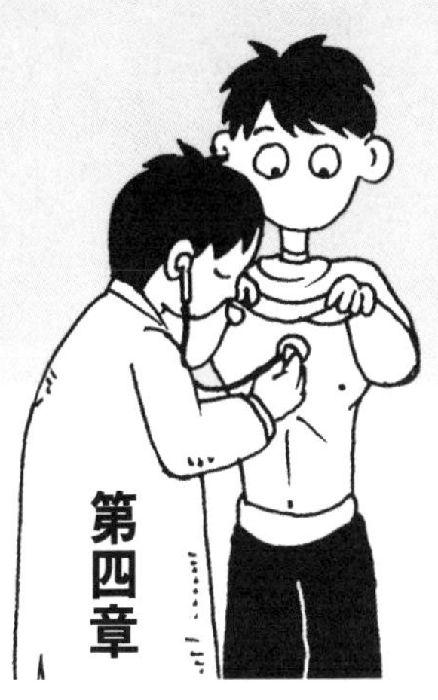

第四章

了解檢查項目 看懂檢查結果 學會自我保健

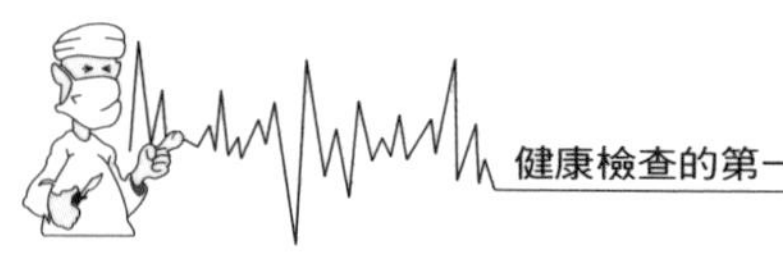

做完健康檢查，收到健檢結果報告書後，許多人透過醫護人員的講解，可以大致知道自己的身體狀況，像是「一切還算正常」或是「血脂肪過高」等說明。但如果要確實了解各個檢查項目的意義，或對檢查數據有所概念，就不太容易了。在這種情形下，許多人收到報告書後，仍有一知半解的疑惑，想問醫師卻又覺得問不清楚。對於花費不少錢做檢查的受檢者來說，看不懂報告可能是一種缺憾。

為協助受檢者更了解自己的身體狀況，讓花費的金錢更能發揮其效益，本章將詳述各項檢查項目的意義，說明正常數值的標準，以及如何保健才能維持身體特定機能的正常。

不過，要特別注意的是，使用的檢查方法或儀器不同，數值也不同，更重要的是，不可能只憑數據就加以斷定有哪些疾病，必須由醫師來診斷。本文所提供各項檢查的正常值僅供參考，各醫療機構健檢使用的檢查方法不同，受檢者應以健檢單位提供的數值為主。

「體格及一般檢查」

身高及體重

理想體重的算法，是二十二乘上身高（公尺）的平方。一般來說，正常體重的範圍是理想體重的上下一〇%以內，可以參照衛生署提供的資料（**表4-1**）。若超過理想體重一〇%至二〇%，就算過重；超過二〇%以上者，則為肥胖。

體溫

測量體溫可以了解身體是否感染病菌。一般來說，攝氏三十七度為正常體

表4-1　成年人的理想體重範圍

身　高（公分）	理想體重範圍（公　　斤）	身　高（公分）	理想體重範圍（公　　斤）
145	41.1~51.0	166	54.5~66.5
146	42.0~51.5	167	55.0~67.5
147	43.0~52.0	168	56.0~68.5
148	43.5~53.0	169	56.5~69.0
149	44.0~53.5	170	57.0~70.0
150	44.5~54.5	171	58.0~71.0
151	45.0~55.0	172	58.5~71.5
152	46.0~56.0	173	59.0~72.5
153	46.5~57.0	174	60.0~73.5
154	47.0~57.5	175	60.5~74.0
155	47.5~58.0	176	61.5~75.0
156	48.0~59.0	177	62.0~76.0
157	49.0~59.5	178	62.5~76.5
158	49.5~60.5	179	63.5~77.5
159	50.0~61.0	180	64.0~78.5
160	50.5~62.0	181	65.0~79.5
161	51.5~62.5	182	65.5~80.0
162	52.0~63.5	183	66.0~81.0
163	53.0~64.5	184	67.0~82.0
164	53.5~65.0	185	68.0~83.0
165	54.0~66.0	186	68.5~84.0

註：1.理想體重（公斤）＝22×身高^2（公尺^2），
即BMI(Body Mass Index，身體質量指數）$\frac{\text{體重（公斤）}}{\text{身高}^2\text{（公尺}^2\text{）}}$＝ 22。
2.理想體重範圍為理想體重±10%。
3.根據國民營養調查結果顯示，20-29歲年輕女性之平均體重略輕於註1.計算而得之理想體重，使用上表時可參考理想體重範圍內偏輕之數據。

資料來源：「國民飲食指標」，行政院衛生署編印。

溫，高於三十七度就算異常，尤其超過三十八度，必須進一步檢查。

血壓

血壓是血流衝擊血管壁引起的一種壓力，分為收縮壓和舒張壓兩種。收縮壓是心臟收縮時，測得血管壁所承受的壓力，壓力會比較高；舒張壓則是心臟舒張時，所測得血管壁所承受的壓力，其壓力比收縮壓小。

一般來說，正常的收縮壓應該在一百三十毫米水銀柱以下，舒張壓在八十五毫米水銀柱以下。收縮壓在一百三十至一百三十九毫米水銀柱間、舒張壓在八十五至八十九毫米水銀柱間者，稱無「正常但偏高的血壓」。如果收縮壓超過一百四十毫米水銀柱或舒張壓超過九十毫米水銀柱者，就是所謂的高血壓。

高血壓容易罹患循環系統的疾病，像是腦中風、心臟病等。患者應該定期量血壓，維持理想體重，儘量少吃鈉和油，最好不要吸菸或喝酒，不要用太冷、太熱的水洗澡或浸泡過久，以免血壓急遽變化。

脈搏

脈搏是心臟收縮的次數，測量單位是一分鐘內的次數，其次數、強度和節奏可能因疾病或其他原因而變化。

「尿液常規檢查」

外觀

正常的尿液顏色應該呈現黃色或淡黃色，而且沒有雜質和細菌。如果尿液的顏色有異，可能是泌尿系統有毛病，或是有代謝方面的障礙或疾病。

尿液沉渣

如果尿中檢出帶血，紅血球數目超過三個，可能是泌尿道長結石、腎臟發炎或泌尿系統癌症等原因造成。如果尿液中的白血球超過五個，表示泌尿道有發炎的跡象。

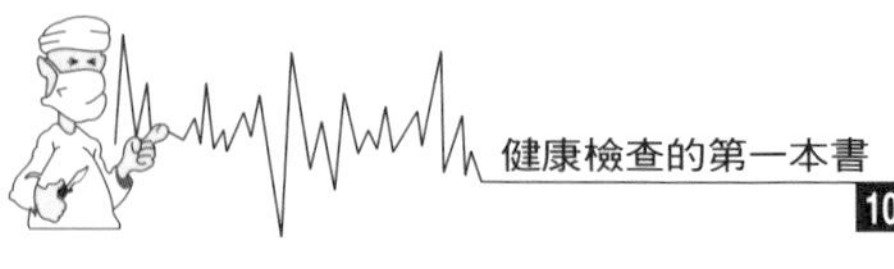

如果檢出圓柱體（紅血球或白血球塞在腎小管中，變成圓柱體），可能是腎臟發炎或其他腎臟病。

比重

指的是尿液中的各種物質占尿液的比重。正常值在一・〇一〇至一・〇三〇間。數值低於一・〇一〇者，可能是尿崩症、多囊性腎，也可能是利尿劑或水分攝取過量。數值高於一・〇三〇者，則可能是糖尿病、充血性心臟衰竭，但嘔吐或脫水也可能導致尿比重過高。

尿蛋白（PRO）

正常人的尿液裡會有極少量的蛋白，但以試紙測不出來，所以會呈現陰性（－）。如果檢查結果呈陽性（＋），有可能是腎盂炎、腎功能不良、腎病症候群、妊娠毒血症或發燒引起。不過，激烈運動、站立過久、吃進過多蛋白質等情形，也可能暫時造成尿蛋白升高。

尿糖（GLU）

正常情形下，尿中不會有糖分。但如果是糖尿病造成血糖濃度升高，血中葡萄糖可能被排到尿液中，造成尿中有糖，就會被檢出尿糖陽性（＋）。不過，要診斷糖尿病，不能單看尿糖，還要看血糖高低。

酸鹼值（PH）

正常的新鮮尿液呈現弱酸性，酸鹼值約在PH五到七之間。若是低於五，表示尿液偏酸性，除了可能是慢性腎炎、酮酸症、酸中毒外，也可能是攝取過量高蛋白食物，或身體正處於飢餓狀態。若PH大於七，則表示尿液偏鹼性，常見於腎功能不良、尿路感染或發炎。

不過，飲食習慣也會影響尿液的酸鹼值。肉食主義者因為吃進大量蛋白質，所以尿液多呈酸性，也就是一般人常說的「酸性體質」。相反的，吃素的人尿液比較會呈現鹼性。

尿膽素原（URO）

膽紅素在腸道中和細菌作用後，會形成尿膽素原，之後再排到尿中，所以正常人每一百西西的尿液中，都會有○‧一到一單位的尿膽素原。如果，尿膽素原異常增高，有可能是罹患肝炎、溶血性黃疸等疾病。

膽紅素（BIL）

膽紅素是衰老紅血球中血紅素的分解產物，正常人的尿液中沒有膽紅素，膽紅素檢查呈現陰性（－）。如果呈現陽性（＋）的話，可能是膽道阻塞或有肝病，必須配合抽血檢查肝功能，才能進一步診斷。

酮尿（KET）

酮體是體內脂肪代謝不完全的產物，正常人尿液中不會有酮體，酮尿檢查呈現陰性（－）。如果酮尿呈陽性（＋），可能是糖尿病併發酮酸症，但飢餓、發燒、長期腹瀉或嘔吐，也會出現酮尿。

亞硝酸（SNO）

正常尿液沒有亞硝酸反應，若有亞硝酸反應，可能是感染細菌。

血液常規檢查及貧血

血紅素（Hb）

血紅素存在於紅血球，主要用來檢測是否貧血。一般來說，男性的正常值應該在十三・五至十七・五間（即每一百西西血液中，有十三・五至十七・五公克的血紅素），女性受月經和懷孕的影響，血紅素較男性低，正常值為十二至十六。如果血紅素低於十，不論男女，都屬於嚴重貧血。

不過，血紅素過多也有問題，可能是紅血球增多症、脫水或心臟輸出血液量減少等原因造成。

紅血球（RBC）

以正常的男性來說，體內每立方公厘（千分之一西西）血液中，紅血球的數目是四百五十萬至五百九十萬個，女性是四百萬至五百二十萬個。貧血或失血時都會影響紅血球的數目，數目過多表示可能罹患紅血球增多症或地中海型貧血，數目過低則可能是貧血。

血球容積（HCT）

指的是紅血球在血液中所占的體積比例，可能更精確了解貧血的程度。男性正常值是四一％至五三％，女性是三六％至四六％。數值過高表示可能有脫水症或多血症，數值過低則表示可能有貧血。

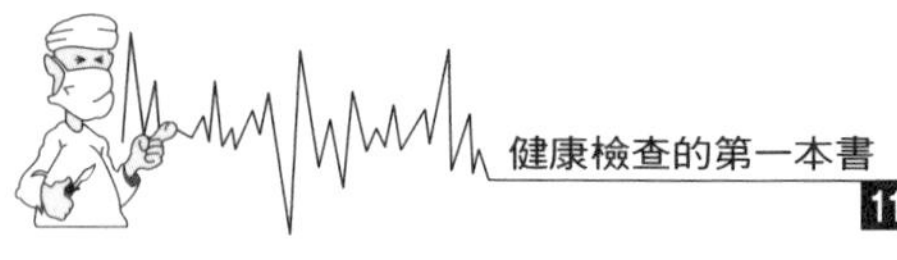

平均血球容積（MCV）

代表體內紅血球的平均單位體積，正常值為80~100fl。數值過高表示紅血球過大，可能是骨髓造血功能異常所致，像是缺乏維他命B12或葉酸造成的貧血，也可能是罹患巨紅血球症或甲狀腺機能低下。數值過低表示紅血球太小，最常見的病因是缺鐵性貧血、地中海型貧血、鉛中毒等。

血小板

血小板能夠幫助血液凝集，其正常值是每立方公厘血液中，有十五萬至四十萬個血小板。其數值過高時，可能和紅血球增多症、慢性骨髓性白血病、骨髓纖維化、脾臟切除有關；血小板過低則會有出血傾向、凝血不良的症狀，可能罹患骨髓病變、血小板減少性紫斑症、再生不良性貧血、惡性貧血、白血病或藥物過敏等。

白血球

白血球的主要功能之一是對抗侵入人體的外來物質，所以白血球的增加或減少，必須配合觀察白血球的分類，研判是感染細菌、病毒或罹患白血病（血癌）。正常男性的白血球數目是每立方公厘血液中有三千九百至一萬零六百個，女性則為三千五百至一萬一千個。

數值過高者，可能是身體有發炎、組織壞死，甚至是罹患敗血症或白血病；但出生不到一個月的新生兒、孕婦或激烈運動過後，也可能出現白血球過高。白血球數值過低者，可能是感染病毒、接受化學治療或放射線治療所造成，或是罹患自體免疫疾病、再生不良性貧血或骨髓造血功能低下。

不過，對於白血球數目異常的診斷不能太過武斷，因為白血球還細分許多種類，必須了解這些分類白血球占白血球總數的比例，配合上述白血球的數目，才能正確診斷。大致來說，白血球還細分為下列五種：

1. 嗜中性白血球：正常值是四〇％至七一％。數值偏高可能是細菌感染、藥物中毒、新陳代謝疾病、炎症或骨髓增殖症；偏低則可能是再生不良性貧血或藥物作用。

2. 嗜伊紅性白血球：正常值是〇至五％。若偏高表示可能感染寄生蟲、過敏或罹患皮膚病、癌症或白血病。

3. 嗜鹼性白血球：正常值是〇至一％。數值偏高表示可能有慢性顆粒性白血病或骨髓增殖疾病。

4. 單核球：正常值是〇至一二％。數值過高可能與急性細菌感染的恢復有關，或可能罹患單核白血病或結核病。

5. 淋巴球：正常值是二〇％至五六％。淋巴球過多可能是感染病毒、結核菌或罹患梅毒、淋巴球性白血病或百日咳。淋巴球過少則可能患有免疫缺乏疾病、再生不良性貧血、淋巴肉瘤或何杰金氏病。

怎樣吃比較不會貧血？

鐵質、維生素B12及葉酸有助於血紅素生成，多吃富含這些營養素的食物，就比較不容易貧血。

富含鐵質的食物有動物內臟、蛋黃、葡萄乾、豆類、乾果、全穀類、綠葉蔬菜、麥芽和紅糖。動物性鐵質比植物性鐵質容易吸收，維生素C、果酸、乳酸、乳糖還可以幫忙人體對鐵質的吸收；反之，草酸及丹寧酸會抑制人體對鐵的吸收，所以飯前、飯後最好少喝茶。

維生素B12大都存在動物性食物，像是肝、腎、貝類海鮮等；素食者可從牛奶、黃豆、海帶等食物中攝取。至於葉酸，在綠色蔬菜、肝、腎、瘦肉、酵母、柑橘中都有。

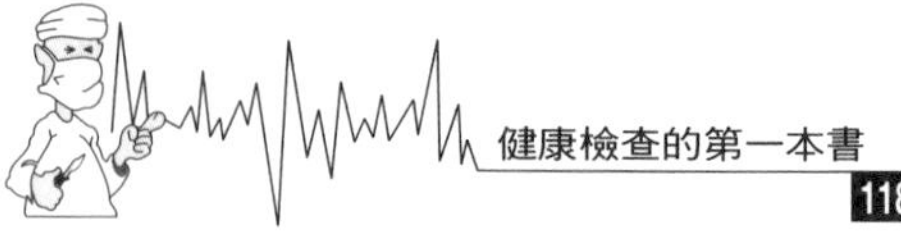

肝膽功能檢查

肝功能檢查指的是透過抽血做生化檢驗，了解受檢者的肝臟、膽道是否正常；體液是否平衡，有沒有水腫或脫水；並了解肝臟有沒有受酒精或藥物傷害，以及傷害程度如何等。一般的肝功能檢查項目包括下列幾項。

總膽紅素（Bili T）

紅血球死亡後，會排出紅色素到膽汁中，即為膽紅素。一旦肝臟、膽囊或膽管出現異常，膽紅素就無法順利流入膽汁，而進入血液中。一般來說，血中總膽紅素的正常值是：每百西西血液中有○・二至一・○毫克的膽紅素（即0.2~1.0mg/dl），如果超量會導致皮膚泛黃，這就是所謂的「黃疸」。

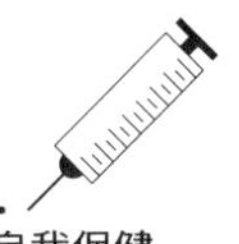

其他導致總膽紅素過高的原因還包括急性肝炎、膽結石、膽管炎等。

總蛋白（TP）、白蛋白（ALB）、球蛋白（GLO）

總蛋白是血液血清中所含多種蛋白質的總量，其中一半以上是白蛋白，剩下的是球蛋白和纖維素原。這些蛋白的量可以檢查營養狀態、肝腎功能及是否有感染情形。在肝臟發生疾病或下痢、營養失調時，白蛋白會明顯減少。球蛋白則會在發生感染或罹患肝腎疾病、自體免疫疾病、癌症時，出現增減情形。

鹼性磷酸酶（ALP）

鹼性磷酸酶是人體內的一種酵素，肝臟、膽管、腎尿細管及骨骼中含量特別多，當這些器官的細胞受傷時，ＡＬＰ數值就會升高。不過由於它和骨骼生長有關，所以正值發育期的小孩或少年，這項數值甚至會高到正常的二、三倍，這是正常現象。其餘不正常的升高可能是膽道阻塞、肝臟疾病或骨癌等；

過低則可能是貧血或肝萎縮。ALP因檢查方式不同，會有不同的正常數值。

麩草酸轉氨基酶（GOT）及麩丙酮酸轉氨基酶（GPT）

GOT和GPT是肝病患者相當熟悉的名詞，也是測試肝功能最具代表性的指標。GOT和GPT都是一種酵素，當肝細胞遭破壞時，這兩種酵素會流進血液中，造成指數偏高。正常的GOT和GPT指數通常介於個位數至三、四十，稍微高一點並無大礙。

慢性肝炎患者必須定期測試肝功能，如果GOT、GPT超過一百時，要注意肝功能是否惡化，超過三百就有必要積極治療。一旦GOT、GPT急遽上升，可能是罹患急性肝炎，若指數高到一千，病況已經非常危急。

此外，酒精性肝障礙、肝硬化、肝癌患者的肝功能指數也會偏高。檢查前幾分鐘做運動或喝酒，指數可能也會升高。

γ－麩胺基轉移酶（γ－GT）

γ－麩胺基轉移酶是一種肝膽分泌的酵素，以往一直是用來診斷膽管阻塞的指標，最近發現肝細胞變性或遭破壞時，這項數據也會升高。一般來說，這項指標的正常範圍是5~54u/1。

此外，γ－GT也是檢查酒精性肝傷害及藥物性肝傷害的最佳指標。對完全不喝酒的女性來說，這項指標的數值大約在五至十八，男性比較高，大約是六至八十；每天喝酒的女性大約在二十七之內，男性在一百二十二之內。如果數值超過太多，表示有可能發生酒精性肝障礙。

如果其他肝功能檢查都正常，只有這項指標異常的話，應該就是喝酒造成的效應，大約戒酒二、三個禮拜後，就能把數值降至一半以下，如果無法成功降一半的話，有可能是罹患肝癌。

乳酸脫氫酶（LDH）

乳酸脫氫酶是一種酵素，肝臟、心臟、腎臟、肌肉及紅血球都有這項成分，所以它既是肝功能指標，也是心臟功能的指標。正常值因檢查方法不同而有所差異，數值過高時，表示可能是患有心肌梗塞、肺栓塞、肝臟損傷、肌肉發育不良、白血病、惡性貧血等，但要配合觀察其他檢查項目，才能做診斷。

「肝炎檢驗」

透過抽血檢驗，可以了解是否感染B型或C型肝炎病毒。

B型肝炎檢查

一般都是測定血液中有無「B型肝炎表面抗原」（**HBsAg**）以及「B型肝炎表面抗體」（**Anti-HBs**），多數受檢者對這兩個名詞的意義並不了解。

B型肝炎病毒的表面有一層蛋白質，我們稱為表面抗原。在人體感染B型肝炎病毒後，如果病毒持續留在肝臟或血液中，只要透過血清檢查，就會檢出血中有這個病毒的抗原，也就是**HBsAg**（＋），意思是B型肝炎表面抗原陽性。

有Ｂ型肝炎表面抗原陽性反應的人，就是Ｂ型肝炎帶原者。但帶原者不見得就是肝炎患者，若是肝功能檢查正常，腹部超音波發現肝組織也正常的話，就是「健康的帶原者」，表示目前肝臟機能很正常，但對別人有傳染力。

有些健康的帶原者會演變成慢性肝炎、肝硬化、甚至是肝癌，所以帶原者儘管身體沒有不適，但必須和醫師充分合作，定期檢查肝功能。

什麼是Ｂ型肝炎的表面抗體呢？抗體是人體製造出來對抗病毒抗原的東西，所以Ｂ型肝炎表面抗體可以使人體免於罹患Ｂ型肝炎，Ｂ型肝炎表面抗體陽性者，即**Anti-HBs**（＋），就可以免於罹患Ｂ型肝炎的恐懼。至於沒有這項表面抗體，即**Anti-HBs**（－），則有可能是Ｂ型肝炎帶原者，或是從來沒受過Ｂ型肝炎病毒感染，而且對Ｂ型肝炎病毒沒有抵抗力。

一般健檢報告對於Ｂ型肝炎的測定結果可分為以下三種情形：

1. HBsAg（＋）、**Anti-HBs**（－）：抗原陽性、抗體陰性，最大的可能是Ｂ

型肝炎的帶原者。但由於感染B型肝炎病毒初期，表面抗體會經過一段時間才會產生，所以這種情形也可能是剛感染而抗體尚未產生，必須半年後複檢，若結果還是一樣，就屬於終生帶原。

2.**HBsAg**（－）、**Anti-HBs**（－）：抗原和抗體都是陰性，表示沒受過B型肝炎病毒侵襲，也沒有抵抗力，最好趕快去打疫苗。

3.**HBsAg**（－）、**Anti-HBs**（＋）：抗原陰性，抗體陽性，這是最理想的狀況。表示感染B型肝炎病毒後，並沒有變成帶原者，而形成自然免疫，對B型肝炎具有抵抗力；或是已經注射疫苗，所以具有免疫力。

C型肝炎檢查

C型肝炎抗體（**Anti-HCV**）呈現陰性者，有兩種可能：(1)表示未曾感染過C型肝炎病毒；(2)目前正感染C型肝炎病毒，但處於空窗期，抗體還沒產生，必須半年後再追蹤。

C型肝炎抗體呈現陽性者，表示可能已經感染C型肝炎，並已產生抗體，但這種抗體不具保護效力。

怎麼避免肝炎上身？

國內成年人口中，平均每五個人就有一個人是B型肝炎帶原者，平均帶原人口至少有三百萬人，是全球最嚴重的國家。國人C型肝炎的感染率也不低，平均每百人有二人感染，患者人口也有三十萬人。

一般人聽到肝炎可能覺得沒什麼大不了，但B型肝炎、C型肝炎卻是國人罹患肝癌的主因，絕大多數肝癌患者都有B型或C型肝炎。不過，罹患B型或C型肝炎的初期都沒有症狀，最好的保健之道就是儘量避免感染。

由於B型肝炎病毒會透過生產垂直傳染給胎兒，所以如果孕婦是高傳染性的B型肝炎帶原者，小寶寶除了像其他嬰兒一樣要注射疫苗外，還必須在出生後二十四小時內，趕快注射B型肝炎免疫球蛋白，降低被媽媽傳染的風險。

除了垂直感染外，B型肝炎主要透過體液或血液感染，所以最好儘量避免輸血、打針、針灸、穿耳洞、刺青、紋眉、共用牙刷或刮鬍刀。許多人誤會B型肝炎是病從口入，事實上是不正確的觀念，因為B型肝炎病毒不會透過飲食傳染。

C型肝炎很少經由母子垂直感染，多數是輸血感染，但國內目前輸血都有做C肝和B肝病毒篩檢，所以不必擔心輸血。但不必要的打針、共用牙刷及刮鬍刀、穿耳洞、刺青等，最好儘量避免。C型肝炎因為病毒基因變異太快，所以目前並沒有疫苗可以預防。

B型肝炎帶原者或患者教戰手冊

「B型肝炎帶原者變成慢性肝炎，再惡化成肝硬化，最後變成肝癌」，這是肝病演化的三部曲。許多帶原者聽到這裡，心都涼了一截。但事實上，只要好好保養，帶原者步上這條路的機會就會大大降低。

B型肝炎帶原者會不會罹患肝癌，其實和許多因素有關。比較會得肝癌的人，大都是又得了C型肝炎、比較愛抽菸、喝酒，而且不愛吃新鮮蔬果。

所以B肝帶原者最好戒菸，而且不要貪杯，要多吃新鮮的蔬菜水果，保持營養均衡，不必特別吃補品，有時候吃補品還會愈吃愈糟糕。另外，帶原者如果吃多了黃麴毒素，也比較容易得肝癌，比較可能遭黃麴毒素污染的食物包括花生、豆瓣醬、豆腐乳、豆豉等，這些食物最好也少吃。❤

「腎臟功能檢查」

透過抽血做生化檢驗，可以了解腎臟功能及尿毒素代謝是否正常。腎臟的重要功能之一就是排泄廢物，食物成分中的蛋白質代謝到最後，所產生的尿素、尿酸、肌酸酐等，都有賴腎臟排出。當腎臟功能衰竭時，這些廢物不能有效排出，便聚積在體內成為尿毒。

尿素氮（Bun）

尿素氮是蛋白質燃燒後的有害雜質，通常經過腎臟代謝，隨尿液排出體外。不過，在腎臟機能發生障礙時，尿素氮就無法被順利排出，造成血清中的尿素氮數值升高。一般來說，尿素氮的正常數值是每百西西血液中，有五至二

怎樣寶貝自己的腎？

中國人愛吃藥是出了名的，但包括止痛藥、抗生素、利尿劑等，多吃都會影響腎臟功能，所以如果不是醫師處方，最好不要亂買藥吃。此外，像是井水或河水可能含有過量的重金屬，會對腎臟造成負荷，最好不要亂喝。

高血壓和糖尿病患者必須特別注意腎臟功能。因為長期高血壓會破壞腎臟的微細血管，糖尿病的過高血糖也會讓末梢血管逐漸硬化，約有四分之一至五分之一的洗腎病人原先是糖尿病患。所以這兩類患者必須妥善控制血壓和血糖，也有必要定期做腎功能檢查。

此外，尿液若在膀胱滯留太久，容易孳生細菌，並經輸尿管一路上溯感染到腎臟，造成腎臟功能受損，所以必須適量喝水、不憋尿，才能幫助排尿。

十五毫克的尿素氮（5~25mg/dl）。

若超過正常值，表示腎臟機能可能有問題，但不能反映到底有多嚴重，必須配合其他檢查診斷。不過，如果尿素氮超過一百，其他檢查包括肌酸酐高於十、鉀離子超過七，而且受檢者出現全身水腫、喘息厲害及有噁心、嘔吐、出血、顫抖等症狀時，就已經是罹患尿毒症，必須馬上接受洗腎。

肌酸酐（Cre）

肌酸酐是肌肉運動後殘餘的廢物，原本也是透過腎臟排出尿液，但在腎功能異常時，血中的肌酸酐便會增多。正常值是0.6~1.6mg/dl，若超過十，有可能是罹患尿毒症。

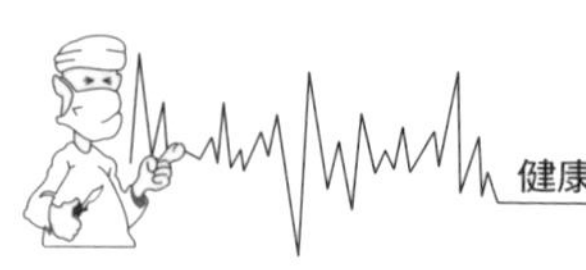

哪些警訊要注意？

腎臟病可怕之處，在於初期完全沒有症狀，一旦身體感到不適時，可能早就已經是末期了。腎臟病的自我檢查方法如下：

1. 浮腫：臉是不是明顯浮腫，連細小皺紋都不見了；或是皮下組織凹陷，用手指壓迫小腿肌肉後的凹陷處，要很久才會恢復。

2. 排尿異常：正常的排尿量應該是一天一千至一千五百西西，排尿次數大約是四至八次。如果頻頻想小解，卻又沒什麼尿；或是一天的排尿量不到四百西西；或相反的，一天的尿量高達二千五百西西以上，平均每半小時就要上一次廁所的，都可能有腎臟或泌尿道疾病。

3. 腰背痛：水腎症會造成腎臟腫大，所以患者腰部會有沈重的感覺。腎結石、腎盂炎或急性腎臟發炎時，腰背會突然劇痛。

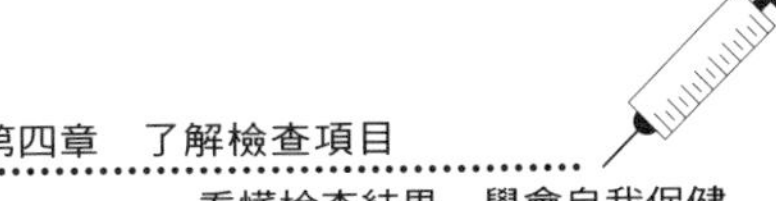

4. 疲倦、頭痛、臉色不好看：突然頭痛可能是腎臟病造成的高血壓症狀，慢性腎臟炎會造成渾身無力及臉色不好看。當腎功能只剩不到百分之十時，由於體內毒素太多，皮膚會有發黑現象。

痛風篩檢

痛風的發生，是因為體內的普林（purine）代謝異常，導致高尿酸血症，使得尿酸鈉鹽沈積在關節腔內，造成關節腫脹和變形。

普林是一種含氮物質，除了人體會自行合成及分解外，主要來自富含核蛋白的食物。普林經過肝臟代謝後會形成尿酸，最後由腎臟將尿酸排出體外。但如果代謝過程發生障礙，尿酸便會流進血中，變成尿酸鹽結晶，積聚在關節形成痛風石，造成劇痛，就是所謂的痛風。

尿酸（UA）

痛風的篩檢主要是檢驗血液中的尿酸含量。一般來說，女性的正常值在

痛風患者要練就「美食當前、不為所動」的功夫

痛風俗稱「皇帝病」，因為它的病因之一就是吃了太多的高普林食物，這些食物通常是一般人眼中的美食，包括動物肝臟、雞腸、白鯧魚、鰱魚、虱目魚、吳郭魚、白帶魚、烏魚、鯊魚、海鰻、沙丁魚、小管、草蝦、牡蠣、蛤、蚌、干貝、蘆筍、香菇、雞精、肉汁、黃豆、發芽豆類、紫菜等。

痛風患者如果要病情不惡化的話，真的需要忌口，最好選擇低普林的食物，像是蛋類、奶類、米、麥、甘藷、葉菜類、瓜類蔬菜及各式水果。在發病期間，蛋白質最好全由蛋類及奶類供應，避免吃肉類或海鮮。

除了忌口外，痛風患者最好多喝水、少吃油、避免喝酒，維持理想體重也有助於病情控制。❤

2.5~6.0mg/dl，也就是一百西西血液中，有二・五至六・〇毫克的尿酸。男性的正常值則是3~7mg/dl。

高出上述範圍的，就稱為高尿酸血症。長期高尿酸血症可能會引起痛風關節炎、腎臟病、尿路結石，也常會伴隨高脂血症、糖尿病和心血管疾病。

「血脂肪測定」

由於吃得太好、太油，一般人常說現代人「血太濁」。這裡所說的血太濁，就是血中的膽固醇和三酸甘油酯太高。透過抽血做生化檢驗，這些血脂的濃度可以一一現形。

總膽固醇（T Chol）

現代人一說到膽固醇，便覺得它是健康的大敵，而且認為血中膽固醇愈低愈好，這是不正確的觀念。事實上，身體每個細胞都需要膽固醇，用以製造重要荷爾蒙和維生素，只是膽固醇含量過多，對身體有害。

膽固醇理想濃度是150~220mg/dl，也就是每百西西血液中，有一百五十至二百二十毫克的膽固醇。如果超過二百四十，就屬於高膽固醇血症，容易引起高血壓、動脈硬化及腦中風；但含量太低也有問題，可能是貧血、肝臟障礙或營養不良。

高密度脂蛋白膽固醇（HDL-C）

膽固醇需要與脂蛋白結合，才能運送到全身各處。負責運送膽固醇的脂蛋白有兩種，包括「高密度脂蛋白」和「低密度脂蛋白」。

高密度脂蛋白膽固醇可以清除血管內的膽固醇，所以也被稱為「好的膽固醇」，它在血中的含量不能低於35mg/dl，否則容易血管硬化。

低密度脂蛋白膽固醇（LDL-C）

相對於高密度脂蛋白膽固醇，低密度脂蛋白膽固醇被稱為「壞的膽固醇」，因為它是釀成血管栓塞的罪魁禍首。理想的低密度脂蛋白膽固醇含量是

130mg/dl，如果高於160mg/dl，就要擔心血管硬化。

三酸甘油酯（TG）

三酸甘油酯是構成皮下脂肪的主要成分，吃了過多的甜食或動物性脂肪，

高膽固醇的人要少吃油

少吃油炸食物，豬皮、雞皮、魚皮、鴨皮都是拒絕往來户。炒菜最好用單元不飽和脂肪酸較高的油，像是花生油、菜籽油、橄欖油；少用豬油、奶油等。烹調方式多採用清蒸、水煮、涼拌、燒烤或燉滷。

在食物選擇方面，內臟、蟹黃、蝦卵、魚卵、蛋黃，都是高膽固醇食物，儘量以少吃為原則，而且必須少喝酒。未加工的豆類、蔬菜、水果及全穀類富含纖維質，可以多吃。此外，戒菸及運動也有助於病情控制。❤

血中三酸甘油酯會上升，會抑制高密度膽固醇，引發動脈硬化。正常的三酸甘油酯範圍大約在30~150mg/dl，如果這項數值超過二百就要注意，如果高到400mg/dl以上，就屬於高三酸甘油酯血症，不但會增加罹患動脈硬化及冠狀動脈心臟病的機率，也容易引起痛風。

高三酸甘油酯的人要少吃甜

太過精緻的糕餅甜食、含有蔗糖或果糖的飲料、各式糖果或加糖的水果罐頭，全都是高三酸甘油酯患者要儘量說不的食物。和高膽固醇的人一樣，高三酸甘油酯患者也最好不要喝酒。

富含ω－3脂肪酸的魚類有助於三酸甘油酯的控制，患者可以多吃。這些魚類包括秋刀魚、鮭魚、日本花鯖魚、糯鰻、白鰻、白鯧魚及牡蠣等。

血糖測定及糖尿病

正常情形下，身體會把吃進的澱粉類食物轉變成葡萄糖，成為身體所需的熱量來源。在這過程中，胰島素扮演相當重要的角色，它是胰臟製造的一種荷爾蒙，可以幫助葡萄糖進入細胞，提供身體所需要的熱能。

糖尿病患因為胰臟不能產生足夠胰島素或胰島素作用不良，葡萄糖無法進入細胞，轉而流入血液，造成血糖濃度升高，形成糖尿病。

糖尿病若沒有控制得當，會出現許多慢性合併症。包括血管病變會引起高血壓、腦中風、心肌梗塞、足部感染造成截肢；眼睛病變會引起白內障、青光眼、視網膜病變；神經病變會引起心悸、腹脹、便秘、腹瀉、小便困難、性功能障礙、手腳發麻、感覺遲鈍等。此外，糖尿病也會引起腎臟病變，造成水腫、尿蛋白及血壓上升，甚至惡化成尿毒症，必須終生洗腎。

飯前血糖（AC Sugar）

飯前血糖指的是空腹時血液中的葡萄糖含量，一般的正常值介於80~120mg/dl，也就是每百西西血液中有八十至一百二十毫克的葡萄糖。

飯後血糖（PC Sugar）

飯後血糖會比飯前高，正常值應該不會超過140mg/dl。

不過，糖尿病的診斷不能光靠一個數據。一般來說，至少兩次空腹血糖超過一百四十；或者是已經有糖尿病症狀，而且任意一次血糖值曾高過二百。符合這兩項條件者，就算是糖尿病人。

健檢的尿液常規檢查中，也有尿糖的檢驗。當血糖濃度高過一百八十時，葡萄糖會被排到尿中，造成尿中有糖的現象。不過，檢出尿糖只代表血糖高於

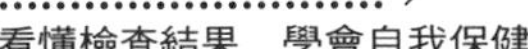

一百八十，沒辦法斷言是否有糖尿病，最後的診斷仍有賴血糖的檢驗。

糖尿病與「三多」

「三多」指的是多尿、多喝及多吃，是糖尿病患最典型的症狀。因為血糖高到一個程度後，尿液會出現糖分，因著尿糖的增加，人體大量水分和養分會被排出體外，造成多尿現象。

至於多喝，就是因為體內水分不足，患者經常覺得口乾舌燥，常常想喝水。此外，由於患者胰島素功能欠佳，葡萄糖無法有效進入細胞被吸收，所以患者很容易覺得肚子餓，常常需要進食。

事實上，除了這三多外，倦怠、體重下降、視力減退、容易出現皮膚病、傷口不容易好、月經異常等，也都是糖尿病的可能症狀。

甲狀腺功能檢查

甲狀腺的功能是調節新陳代謝、生長發育和神經系統的活動。透過血液生化檢驗，可以了解甲狀腺素分泌情形，了解甲狀腺的功能。

甲狀腺刺激素（TSH）

甲狀腺素（T4）和三碘甲狀腺素（T3）合稱為甲狀腺激素，其分泌量增加可能是急性甲狀腺炎、甲狀腺功能亢進或懷孕；若是減少，則可能是甲狀腺功能減低。

糞便檢查

從糞便的檢查中，可以觀察是否有腸胃道出血、腫瘤或是寄生蟲感染。

糞便潛血反應（FOBT）

所謂潛血，指的是肉眼無法看出來的少量出血。如果結果呈陽性，表示消化系統可能有潰瘍、癌症或只是單純的痔瘡。如果要進一步確認是否有大腸直腸癌，必須接受大腸鏡或大腸X光攝影。

寄生蟲

以顯微鏡檢查糞便內是否有寄生蟲或蟲卵。現代因為環境衛生改善，所以有寄生蟲的人大幅減少，但仍有許多人愛吃生鮮食物，以及家中飼養寵物，也可能被傳染寄生蟲。

貓狗可能傳染給人的寄生蟲包括蟯蟲、蛔蟲、鉤蟲、糞小桿線蟲、犬惡絲蟲、犬條蟲、包生條蟲等。飼主除勤洗手外，要常清洗寵物，並定期驅蟲，而且要妥善掩埋消毒寵物的糞便。

防癌篩檢

癌症自民國七十一年以來，已經連續十六年蟬聯國人十大死因之首，傳統篩檢癌症的方法包括以X光、內視鏡、超音波等方法檢查，或是採檢糞便、尿液或其他檢體，找出癌變的跡象，或是直接看診或觸診來診斷。

近年醫界則發現癌細胞會分泌一些特殊物質，可以在血液中偵測得到，所以透過抽血檢驗這些「腫瘤標記」，能夠了解是否有罹患癌症的可能。不過，由於這些特殊物質並非只有癌細胞才會分泌，所以腫瘤標記不能完成反映是否罹患癌症，只能供作參考。

目前腫瘤標記廣為健檢使用。像是診斷肝癌的AFP、大腸直腸癌及腸胃癌的CEA、攝護腺癌的PSA、女性生殖器癌症的CA125及CA13

0、乳癌的CA153、胰臟癌的CA19－9等。

下列介紹健檢常用的癌症篩檢方法。

女性乳癌檢查

包括觸診、X光檢查和超音波檢查，不過多數健檢機構將X光和超音波列為加選的檢查項目。

觸診的檢查方式是醫師以「看」、「摸」及「按」來檢查是否有硬塊、結節或分泌物，但由於能摸出的硬塊通常較大，所以萬一有乳癌，診斷出來的時機可能比較晚。X光或超音波可以比較早期發現乳癌，一般都建議高危險群女性自三十五歲起，應該加選這個檢查項目，每三年做一次，五十歲以上則應每年受檢。乳癌高危險群見（**表4-2**）。

表4-2 乳癌高危險群

高危險群	1.一側乳房得過乳癌 2.家族中有人在更年期前得過兩側乳癌 3.乳房切片有不正常細胞增生
次高危險群	1.母親或姊妹得過乳癌 2.第一胎生育在三十歲以後 3.未曾生育者 4.停經後肥胖 5.卵巢癌或子宮內膜癌患者 6.胸部曾遭大量放射線照射 7.上層社會經濟階層
較高危險群	1.中量飲酒 2.初經在十二歲以前 3.停經在五十五歲以後

資料來源：台灣癌症基金會

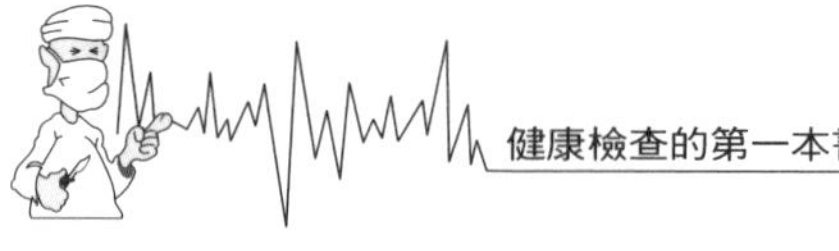

子宮頸抹片檢查

子宮頸癌高居國內婦女癌症發生率的第一名、死亡率的第三名，推估婦女在八十歲前，平均每五十個人就有一人會得到子宮頸癌。

早期的子宮頸癌沒有症狀，必須靠陰道抹片篩檢，及進一步的陰道鏡檢查，甚至要切片拿出病理組織，才能完全診斷。不過，目前各健檢機構幾乎都只有採取抹片篩檢，因為這樣做比較符合成本效益。根據衛生署的建議，女人只要過了三十歲，不管有沒有性行為，都應該接受抹片篩檢。

子宮頸癌的病因之一是感染人類乳突狀病毒，這是性交感染引起。另一個高危險因子是吸菸，所以戒菸及減少性伴侶是避免罹患子宮頸癌的首要步驟。此外，多吃新鮮蔬果、富含β胡蘿蔔素、維他命C及維他命E的食物，都有助於減少子宮頸癌的罹患機率。

子宮頸抹片檢查結果第一級表示正常；第二級是有發炎現象，但無惡化跡

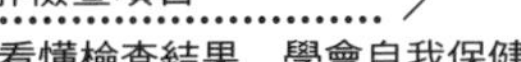

象；第三級顯示可能有惡化跡象，但不太肯定，必須進一步檢查；第四級是很有惡化可能，必須做切片檢查；第五級則確定罹患子宮頸癌。

甲型胎兒蛋白（AFP）與腹部超音波聯手，肝癌一一現形

肝癌是國人頭號癌症殺手，它早期沒有明顯症狀，一旦出現右腹疼痛、肝臟腫大、倦怠、厭食、體重減輕或黃疸等症狀時，病程通常已經相當晚期了。

診斷肝癌的方法以腹部超音波和檢驗血中的甲型胎兒蛋白為主，兩者缺一不可。因為甲型胎兒蛋白正常並不代表沒有肝癌，約有三分之一的小型肝癌患者血清中的甲型胎兒蛋白正常；而超音波也不是百發百中，有些肝癌因為位置特殊或回音和正常肝組織相同，所以超音波也不容易偵測出來。

哪些人需要定期做肝癌篩檢？一般建議高危險群四至六個月應該做一次腹部超音波。高危險群包括肝硬化病人、一等親及二等親中有肝癌家族史的人、慢性B型或C型肝炎患者，以及B型肝炎帶原者，上述帶原者或肝炎患者若是

年紀不超過四十歲，而且肝功能指數正常者，則一年檢查一次即可。

癌胚抗原（CEA）主要偵測大腸直腸癌和腸胃癌

CEA數值增高原因可能是大腸癌、消化道癌、胰臟癌、卵巢癌；或是肝膽疾病、急性胰臟炎、慢性支氣管炎、肺結核、吸菸等。

攝護腺特異抗原（PSA）和攝護腺癌

PSA數值和年紀有關，指數增高原因可能是罹患攝護腺癌、良性攝護腺肥大。

CA125和女性生殖器癌症

CA125增高原因可能是卵巢腫瘤、子宮內膜腺瘤、輸卵管腺瘤或子宮內膜異位。

內視鏡檢查

胃鏡

吞胃鏡是許多人的惡夢，但它卻是診斷胃癌的利器。因為胃鏡確實伸入胃部，可清楚看見胃壁內的形狀和顏色，可以診斷是否有發炎、潰瘍或長息肉、腫瘤等。

由於吞胃鏡不舒服，有些醫療機構用上消化道X光攝影來代替，但由於是透過X光片診斷，所以通常只能找到較大或較深的病變，小的或表淺的病變就不容易發現。不過，這個替代檢查也有個好處，那就是可以看到整個胃部的外觀，可以確定病灶的位置、型態和浸潤範圍，有助於評估胃癌應該如何切除。

早期胃癌的症狀沒什麼特別，和許多良性腸胃病一樣，有上腹部疼痛、脹氣、食欲差、解黑便等症狀，所以容易誤診。如果出現體重減輕、疲倦、吞嚥困難、持續嘔吐或腹水，病程已經進行到晚期了。如果要避免罹患胃癌，應該少吃煙燻、鹽漬、醬漬及碳烤食物，平時要多吃富含維他命C或β胡蘿蔔素的新鮮蔬果。台灣癌症基金會建議四十歲以上的民眾若腸胃長期有異常症狀，應該勇敢接受胃鏡檢查。

乙狀結腸鏡或大腸鏡

從肛門往上溯，會先碰到直腸，再來是乙狀結腸、降結腸、橫結腸、升結腸、盲腸及闌尾，這一大段就是大腸和直腸。

肛門指診（用手指伸入肛門檢查）可以檢查出肛門以上七至十公分的直腸癌，大約有四分之一的大腸直腸癌可以藉此被發現。硬式的乙狀結腸鏡長度是二十五公分，用它深入檢查，大約可以檢查出一半的大腸直腸癌。軟式的乙狀結腸鏡有三十五至六十公分長，檢查範圍更廣。至於直腸鏡，有經驗的醫師操作之下，更可以深入至盲腸。

由於做腸鏡檢查不舒服，也有醫療機構以鋇劑灌腸攝影替代，但這項檢查可能忽略部分的息肉及癌症的病灶。根據醫界研究，多吃蔬菜水果及多運動，可以降低大腸直腸癌的發生機率。大腸直腸癌高危險群（見**表4-3**）。

表4-3　大腸直腸癌高危險群

一般危險群	五十歲以上、無症狀者：應每五年做軟式乙狀結腸鏡檢查
中危險群	1.單一腺瘤性小息肉患者（小於一公分）：三年內應做大腸鏡檢查，若未發現息肉，則以後每五年做軟式乙狀結腸鏡檢查。 2.多發性息肉或單一腺瘤性大息肉患者（大於等於一公分）：三年內應做大腸鏡檢查，若未發現息肉，則以後每五年做大腸鏡。 3.大腸癌術後：一年內要再做大腸鏡，以後每三年做大腸鏡檢查。 4.一等親有兩人以上得大腸直腸癌，或僅有一人得（但小於六十歲）：四十歲以前應該做一次大腸鏡，之後每五年做一次。 5.其他親等的家屬罹患大腸直腸癌者：五十歲以前每五年做一次軟式乙狀結腸鏡檢查。
高危險群	1.慢性潰瘍性結腸炎患者：罹患全結腸炎八年以上或罹患左側結腸炎十二年以上者，最好每年做大腸鏡檢查及切片檢查。 2.有家族性大腸息肉症患者：建議十至十二歲起，每一至二年接受大腸鏡檢查。 3.幼年型息肉症患者：同上。 4.遺傳性非息肉症大腸直腸癌家族：指的是家族中連續二代有三 個近親有大腸直腸癌，而且其中兩人是個人的一等親（包括父母、子女、兄弟姊妹），至少有一人年紀小於五十歲。建議家族中親屬在二十一歲以後，應該每年做大腸鏡檢查。

資料來源：台灣癌症基金會

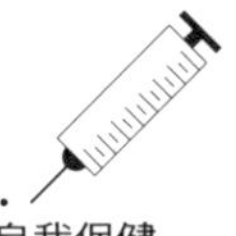

超音波檢查

腹部超音波

可以檢查肝臟、膽囊、胰臟、脾臟、腎臟是否有病變。

國人在腹部超音波中，常會檢出脂肪肝，這表示肝細胞裡聚積脂肪，有人俗稱是「肝包油」或「粉肝」。這種現象出現是一種警訊，表示平常飲食的熱量可能太高而且體重很可能已經超重。患者必須多運動，控制飲食，最好少喝酒、少應酬。

肝血管瘤也是腹部超音波常會檢出的異常。如果是首次發現，最好每三至六個月做一次追蹤檢查。

婦科超音波

針對婦女骨盆腔的檢查，可以檢查子宮、卵巢等生殖器官是否有病變。可以篩檢的疾病包括子宮肌瘤、子宮癌、子宮內膜增生、子宮內膜癌、卵巢囊腫、卵巢癌等。

這項檢查通常列為加選項目，醫師可能會建議下腹部有腫塊、有莫名頻尿現象、不正常的陰道出血、經血過多或經痛的婦女，接受這項檢查。

X光檢查

胸部X光

可以檢查出心室肥大、主動脈弓突出、肺結核、肺紋路增加、氣胸、支氣管或氣管擴張、脊柱側彎、縱膈脊胸廓骨骼疾病等。

胸部X光也是診斷肺癌最有價值的工具。品質良好的胸部X光片若顯示沒有肺癌病灶，則幾乎是排除了罹患肺癌的可能；但隱藏在中央大呼吸道的腫瘤則不容易看出來。

腹部X光

利用X光透視腹腔，可以篩檢腎結石、腸阻塞、軟組織腫塊、膀胱結石、脊柱側彎、骨刺疾病等。

腰薦椎及頸椎X光

主要是看頸椎和腰薦椎有沒有退化或骨刺。

頸椎、腰椎、髖關節、膝蓋關節和指關節因為經常要負重，所以會隨年紀增長而慢慢退化。這種退化在早期幾乎沒有症狀，後來因為關節軟骨慢慢磨損，會造成關節邊緣的骨質增生，久而久之就變成骨刺。

如果骨刺長在脊椎前方，則沒有大礙，因為那裡沒有神經；但是如果長在脊椎後面，就會壓迫到神經，造成腰痠背痛、坐骨神經痛，對生活作息影響頗大。

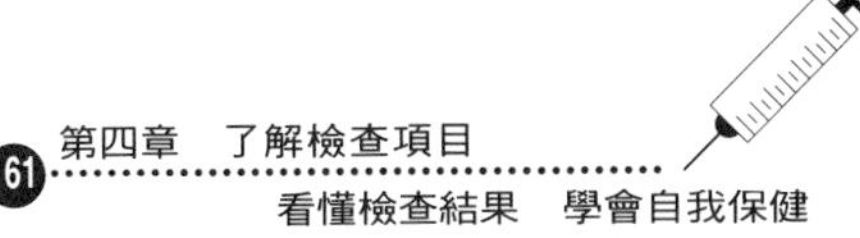

若要避免關節退化，最好維持理想體重，才不會增加關節負擔，而且要隨時保持正確姿勢，減少關節的摩擦和負荷。

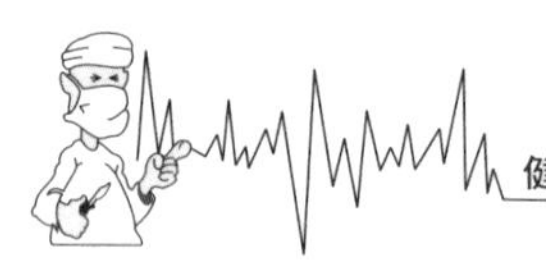

「心電圖檢查及肺功能檢查」

心電圖是利用圖形描記和心臟搏動的電位變化，藉以診斷是否有心室或心房肥大、不整脈、心囊炎、心肌梗塞及其他心臟異常情形。

肺功能檢查則是測試肺部通氣及氣體交換的能力，進而發現早期的肺部疾病，包括肺炎、支氣管疾病、肺擴張不全、肺氣腫、肺積水等。檢查的項目包括肺活量、一秒鐘用力吐氣量、最大中段流速量等。

若要增進肺功能，應該多運動，呼吸新鮮空氣，少吸菸或二手菸。

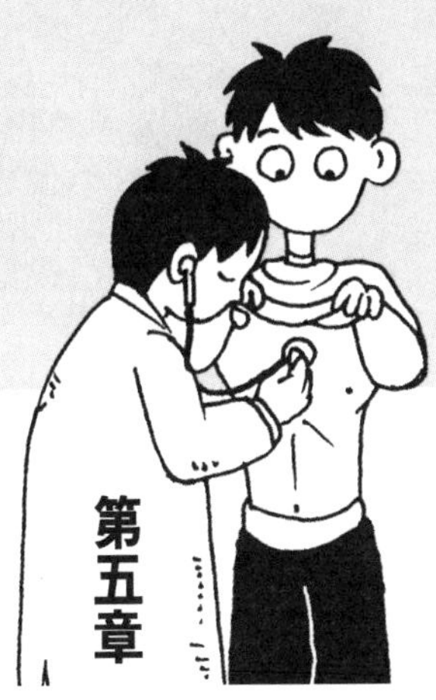

第五章

健檢——培養正確觀念，做好事前準備

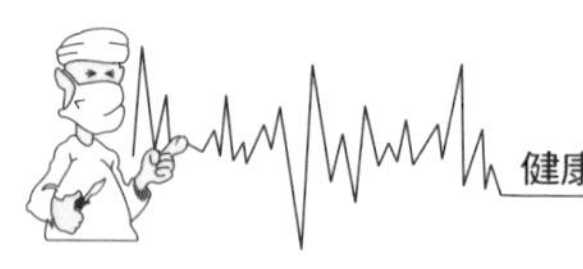

「對於健檢，你有太多誤會」

「不檢查沒病，一檢查到處是病」、「我才剛做過健檢，怎麼會生病」，這是一般民眾很常有的反應，也顯露多數人對健檢存在錯誤的觀念和不當的期待。以下歸納一些受檢者常有的想法，這些想法都有問題。

檢查結果正常就是健康滿分？

許多人以為做健檢好像照照妖鏡，所有疾病都會一一現形，其實不然。台北榮總一般內科主任王聖賢指出，人體結構非常複雜，若要檢查到各個部位，有的檢查會很貴；有的屬於侵襲性的檢查，怕受檢者會受不了。在成本效益的考慮下，現行的全身健檢是選擇花最少錢、但能檢查出最多疾病，而且受檢者不會覺得太痛苦的項目來做，所以當然無法檢出身體所有的問題。

不僅如此，就算所有檢查都做了，也不能保證疾病無所遁形。王聖賢說，科技總是有它的極限，像是腹部超音波篩檢肝癌，就很難看到〇．五公分以下的肝癌，他開玩笑說，即便像自己這種可以排名國內前十名的消化系醫師，都會漏掉這種小肝癌。

此外，有些器官會有檢查死角。像小腸有五十公分長，是全身最長的器官，但檢查儀器中，上面的胃鏡只能伸到十二指腸，下面的大腸鏡又只能搆到大腸，小腸變成三不管地帶，很不容易發現疾病。

多年前，國內曾經爆發一件有關健檢的爭議事件，當時曾有位先生做完健檢顯示身體沒有異常，不料卻在兩星期後因為大腸癌暴斃。三總家醫科主治醫師陳永煌說，這也是檢查盲點導致的悲劇，因為大腸鏡只有七十公分長，但這位先生的大腸癌剛好長在肛門以上超過七十公分的地方。

在這種限制下，受檢者必須要有「科技並非萬能」的體認，不能把健檢報告書當作護身符。還有一點很重要，就是健檢報告也有「有效日期」，因為身體狀況每天都在變，健檢報告反映的只是受檢者當下的身體狀況，時間愈久愈不能適用。

國泰醫院護理師徐雪萍說，曾有病人在檢出乳癌後，很生氣的質問醫師，「為什麼以前的健檢沒有幫我檢查出來？」但一問之下，才知道這位小姐上一次做健檢是在兩年前，兩年的時間要長一個癌症已經是綽綽有餘。

徐雪萍強調，疾病的發展是動態的，隨時都在進行，以癌症來說，若能夠檢查出來，腫瘤大小都有一定的規模。許多病人習慣換機構做健檢，經常會出現第一家說正常，第二家也說正常，最後一家檢出癌症，結果讓病人誤會前兩家都不準。

綜合這些專業意見，受檢者即使在看到報告正常後，也必須定期做健檢，不能把健檢報告書當成終生健康的保障。

身體不舒服，乾脆進廠大檢查？

做健康檢查不是看病，但健檢機構卻經常會有病號報到。有些人覺得身體不舒服，但不知道哪裡出問題，想到看病只看單一科別，擔心醫師根本看不到病因，所以索性做個健康檢查，徹底了解身體出了什麼狀況。但這種想法最令健檢中心傷腦筋。

在患者這種自以為是的想法下，不少健檢機構都曾經接獲病入膏肓的病人。有人腎臟病已經惡化成尿毒症，來到健檢機構已是半昏迷，但病人不但沒有先去看病，以前也沒看過腎臟科，健檢醫師當場就要病人立刻去洗腎。也有患者嚴重貧血、出血，並且發高燒，卻不去看病，來到健檢機構，經診斷竟然是血癌。

林口長庚醫院新陳代謝科主任林仁德強調，健檢的目的是要早期偵測潛伏體內的疾病，不是要治病，如果有病痛，首要之務是趕快去找醫師治療，第二件事才是去做健檢，看看是否有其他潛伏的疾病。病人如果直接做健檢，當然也可以診斷疾病，但健檢部門畢竟不是治病的地方，所以最後的建議一定也是要病人掛門診，這樣費心安排健檢的結果，等於繞了一圈回到原點，還會拖延病情。

不檢查沒病，一檢查全是病？

「不檢查沒事，一檢查全身是病」，許多受檢人看到報告書後，不相信自己有這麼多問題，因為明明沒什麼不舒服啊！也有些人存有鴕鳥心態，索性不做任何檢查，反正「眼不見為淨」，不要找人來嚇自己嘛！

對於這種想法，林口長庚醫院新陳代謝科主任林仁德解釋說，身體的毛病一直存在，只是絕大多數的疾病在初期都沒有明顯的症狀，所以患者當然不會覺得有什麼不舒服，一旦覺得有症狀，病程通常都已經屬於晚期了，所以才需要透過健檢，早期篩檢出這些異常，早點做防範。

他舉例說，像是中風，一般人都以為這是突發性疾病，防不勝防。但事實上，會中風的人其實本身都有潛藏糖尿病、高血壓、高血脂等疾病，只是這些病都是慢性病，許多患者本身毫無自覺，等到血糖、血脂或血壓失控後，才會火山爆發似地突發中風。

對於檢出異常，受檢者不必太過恐慌，而且應該覺得慶幸，起碼能夠早點了解自己的身體狀況，懂得加緊保養，這也才是健檢的目的。

健檢完畢一切安心？

許多人做完健檢，不管結果有沒有問題，都將報告書束之高閣，內心覺得如釋重負，好像健檢做完了，人就健康了。

台北榮總一般內科主任王聖賢說，健檢只是篩檢疾病，真正的對症下藥，是在拿到報告書之後，但許多人卻以為做完檢查，一切就結束了。台大醫院代謝內分泌科主任張天均也強調，健檢不像汽車進廠保養，車子在廠內既檢查又維修，出廠後可以安全上路，但健檢只是發現身體的問題，一切修理保養都在拿到報告書之後才開始。

張天均說，如果受檢者發現異常仍不處理，等於是白花錢，像是已過世的前立委盧修一就是在台大健檢發現肺部有小結節，醫師建議他進一步檢查及治療，他沒有聽進去，等到肺癌病發後就醫，已經太晚了！

這種有病不處理，把專業意見當耳邊風的情形，最常出現在慢性病患身上。國泰醫院經常苦口婆心勸糖尿病、血脂高或尿酸高的患者千萬要忌口，有的東西少吃為妙，而且最好減肥、常常運動。但病人卻經常這樣反應：「我就是愛吃甜嘛，而且最討厭運動，像我這樣應該不算太胖啦！」這種情形讓醫護人員哭笑不得，直為病人花的健檢費用心疼。

對於這種現象，國泰醫院家醫科主治醫師林幸慧覺得很可惜。她說相對於癌症很難早期發現，像糖尿病、高血壓、高血脂、高尿酸這類慢性病很容易早期篩檢，而且很好控制，但病人的配合度卻最差，無法發揮預防醫學的目的。

健檢速度愈快愈好？

在健檢診所追求效率的帶動下，對一般人來說，傳統住院健檢已經有點「曠日廢時」了，所以目前各醫院紛紛縮減健檢床位，以當日健檢為主力，還有不少機構半天就能做好健檢，甚至是四小時就能完成。

這項快速健檢的潮流對很多請假不便的上班族來說，的確減少了很多困擾。但許多醫師強調，「快不見得是好」，因為時間的壓縮，會讓檢查有所侷限。

台大醫院代謝內分泌科主任張天均指出，包括胃鏡、大腸鏡或運動心電圖等檢查，都相當耗時，根本無法求快，標榜快速健檢的機構只能犧牲這項檢查，或是列為加選項目，如此一來，就不見得能快速做完。

台北榮總一般內科主任王聖賢說，如果健檢機構要做快速健檢，就必須召集所有的醫師全程stand by（待命），但專科醫師很忙，健檢部門如果要求每個

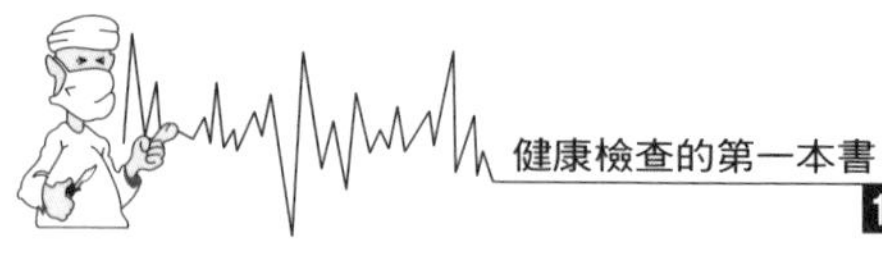

健檢項目都要專科醫師來做的話，除非是把他們聘為專職人員，否則專科醫師不可能一直待命。

他表示，醫院健檢部門可以請院內各科專科醫師配合來做健檢，但他們無法全程待命，所以時間多少會有拖延，但至少各個檢查都有專科醫師在；而診所聘僱的專科醫師有限，許多人是兼職，是否能確保每個檢查都有專科醫師來做，則不無疑問。

健檢可以解決所有健康問題？

「既然是高血壓，為什麼不開藥給我」？國泰醫院護理師徐雪萍說，許多受檢人都會有這種抱怨，以為做完檢查，一切的毛病也都該獲得改善。事實上，健檢機構檢查出問題之後，受檢者都應該針對異常的部分，另外再找醫師掛門診，接受更深入的檢查和治療。

總之，健檢只是讓問題浮現，問題的解決必須回歸一般的醫療程序。

如何看待健檢最正確？

台北榮總一般內科主任王聖賢認為健檢的精神和保險很像，保險是有投保的項目才有理賠，就好像健檢是能夠檢查的部分才能找出疾病一樣。他說，就算保險規劃得再周到，也總有保不到的地方，就像地震或天災，保險就保不到；健檢也一樣，沒有人能保證所有疾病都不會遺漏，只能儘量做周全而已。

至於檢查做完後，則必須針對異常的部分，調整自己的生活習慣。三總家醫科主治醫師陳永煌表示，現代人的疾病型態和以前有很大的不同，過去多數人可能是死於急症，但現代人則多為慢性病所苦，像是高血壓、糖尿病、高血脂、氣喘等等。

他指出，這些慢性病沒有辦法根治，而且病程進展得很緩慢，以高血脂來說，要惡化成動脈硬化，可能要十幾年。所以這些疾病必須長期控制，他鼓勵現代人，應該正視這些疾病的存在，學會和疾病共存。

健檢前該做的功課

為了讓健康檢查能忠實反映實際的身體狀況，受檢者在檢查的前幾天最好先做一些準備。

配合直腸鏡檢查，展開低渣飲食

有些食物經過消化後，會在腸胃道上留下殘渣，像是不能消化的植物性纖維、動物的筋膠或牛奶等，會影響直腸鏡的檢查效果。所以有安排直腸鏡檢查的人，必須在檢查的二天或三天前開始展開低渣飲食。

所謂的低渣食物，就是不會產生太多纖維的食物，多數都經過精製加工，像是去皮、去筋的嫩肉、豆漿、豆花、豆乾、果汁等。至於奶類製品、未去皮、去筋的肉類、未加工的豆類（紅豆、綠豆、黃豆）、油炸食物及富含纖維的水果蔬菜，都是低渣飲食的禁忌食物。

檢查前三天飲食清淡，前一晚睡前禁食

檢查前三天，最好避免吃豬血、鴨血或其他帶血的食物，因為糞便潛血檢查無法分辨動物和人的血液，吃了這些食物，可能會影響判讀。

此外，檢查前八至十二小時必須禁食，也就是檢查前一晚大約十點過後，就不能吃任何食物（開水除外），否則會影響血清生化檢查的結果。

回想自己的病史

林口長庚醫院新陳代謝科主任林仁德說，許多受檢者在接受醫師問診時，都會說身體沒什麼問題，等報告出來後，才想起「對噢！三年前會嘔酸水」或「最近真的蠻常咳嗽的」的狀況。另外，有一種「焦慮型」的病人，一來就告訴

醫師，「全身器官都壞了」，這種狀況對診斷都沒有幫助。

林仁德建議受檢者，做檢查前一天睡覺時，可以回想過去身體曾經發生過哪些不適，這樣在問診時才不會忘東忘西。

慢性病患藥照吃，好朋友拜訪可以延期

受檢者如果患有心臟病、高血壓、糖尿病等需要長期服藥控制的慢性病，不必為了健檢停藥，如果做住院健檢，應該把藥帶到醫院繼續吃。婦女若健檢時巧遇生理期，可以考慮取消健檢，因為包括子宮頸抹片檢查、婦科內診或直腸鏡檢查，都不太方便做。

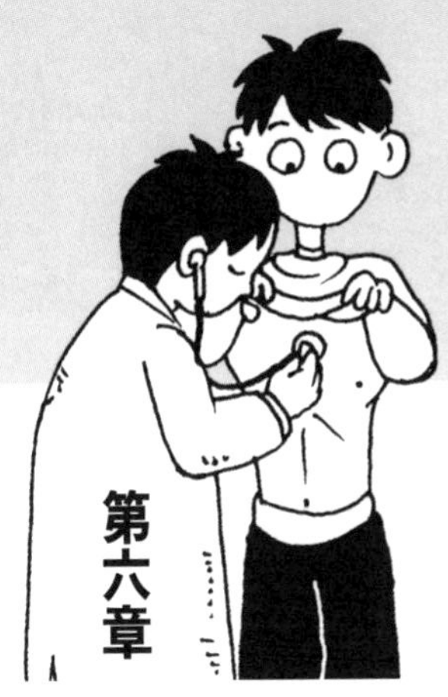

第六章

五大富貴病——國人的健康警訊

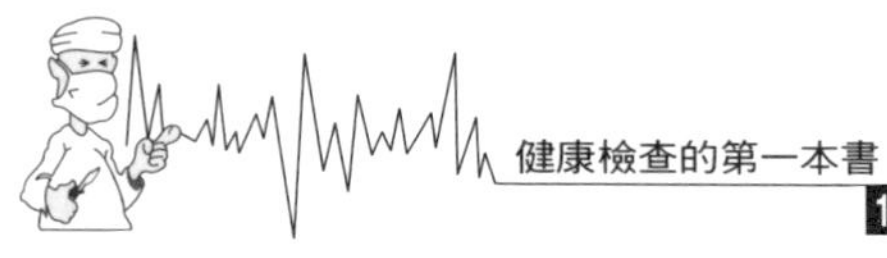

健康檢查最容易發現什麼病？各機構的發現都差不多，通常都是高血壓、高血脂、高尿酸等慢性病；至於人人聞之色變的癌症，檢出率並不高，可能是時候未到（癌變過程經常歷時十幾二十年）的關係。

不過，這些慢性病不容小覷，日積月累的結果，可能會造成全身器官的病變。養成健康的飲食和作息，是預防這些慢性病惡化的不二法門，只可惜現代人太貪圖口腹之欲，也太縱容自己的生活惡習，往往要到病入膏肓才後悔莫及。

「小心X症候群——五大富貴病」

根據衛生署八十七年公布的國民營養調查，這項研究在調查一萬多人之後，發現國人和十年前相較，既長高、也長肉，但令人擔心的是，五大富貴病

已經嚴重威脅國人健康。（表6-1）

五大富貴病——好吃懶動的結果

這五大富貴病分別是高血糖、高血壓、高血脂、高尿酸和過胖。平均每二十五個人，就有一個人血糖過高；每八個人，就有一個人患有高血壓或高血脂；每五個人，就有一人尿酸過高；每七個人，就有一個人是胖子。這些疾病，清一色是吃得太好、缺乏運動所造成。

健康檢查的發現也和衛生署的調查結果相去不遠。美兆診所分析民國八十六年全年八萬多個受檢人的檢查結果，同樣發現這些富貴病和國人形影不離。其他的疾病還包括腰椎退化

表6-1　國內成人富貴病罹患率

	男　性	女　性	推估人數
高血糖	3.2%	5.5%	58萬
高血壓	14.3%	12.0%	180萬
高膽固醇	11.8%	13.6%	180萬
高尿酸	26.1%	17.0%	290萬
肥胖	14.6%	15.8%	210萬

資料來源：衛生署

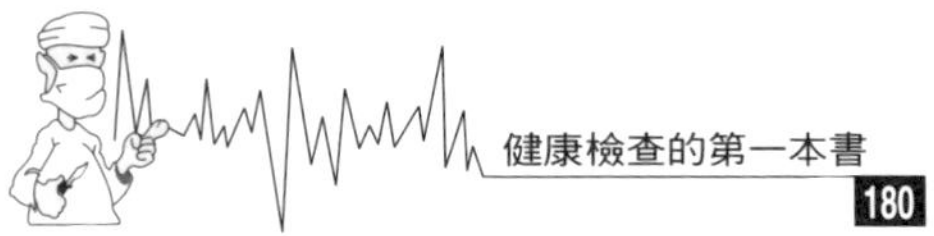

性關節病變（長骨刺的前兆）、脂肪肝、B型肝炎帶原、骨質密度偏低、肝功能異常、過敏性鼻炎等，也都是慢性病（**表6-2**）。

X症候群——悄悄侵蝕健康根基

國內專研流行病學的中研院院士陳建仁說，從國人十大死因歷年來的演變可以發現，目前除了意外和自殺之外，國人的主要死因都是

表6-2　美兆診所八十六年受檢人檢出異常排行榜

排行	男　　性	%	女　　性	%
1	血脂肪異常	45.80%	腰椎退化性病變	33.12%
2	肝功能異常	35.61%	體重超重	30.60%
3	尿酸異常	34.55%	血脂肪異常	25.95%
4	腰椎退化性關節病變	34.03%	脂肪肝	22.80%
5	脂肪肝	32.60%	骨質密度偏低	21.56%
6	體重超重	30.44%	尿酸異常	21.54%
7	血壓異常	25.50%	血壓異常	21.52%
8	B型肝炎帶原	18.44%	聽力檢查異常	17.52%
9	過敏性鼻炎	16.82%	肺功能檢查異常	16.84%
10	聽力檢查異常	16.67%	肝功能檢查異常	16.34%

資料來源：美兆診所

退化性的慢性病。由於國人壽命延長，死亡年齡不斷延後，潛伏期長的疾病也就一一浮現，而且會是多種疾病一起報到。

他說，這種全身性的徵兆叫做「X症候群」，也就是上面所說的高血壓、高血糖、高血脂、高尿酸和肥胖。這些症候彼此相關，像是高血壓的人很容易有糖尿病，高血脂的人常常血壓高，肥胖的人則和每一種症候都脫不了關係。

可怕的是，這些症候對身體的傷害不會只作用在某一個器官，而是全身性的影響。這種作用不難理解，因為血液是供應全身養分、運送廢物和交換氣體的媒介，試想如果血液中脂質太高或糖分過多，當然對全身都不好，如果再加上全身血管壓力都太大，那情況會更差。

為避免X症候群上身，陳建仁的建議是多運動、維持均衡的飲食、不吸菸、不喝酒，作息要正常。

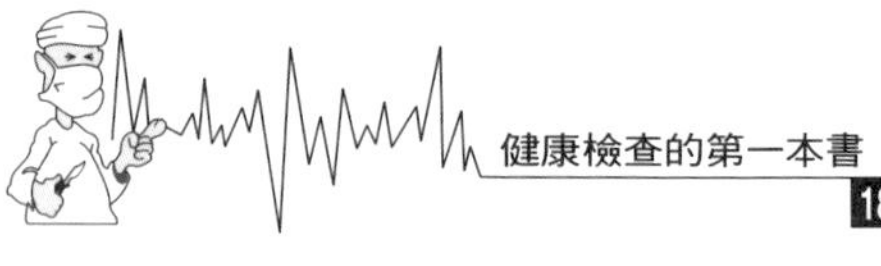

平均每五人就有一人會得癌症

雖然健康檢查檢出癌症的機率不高，但這只是時機不對而已。因為癌症從民國七十一年以來，就是國人十大死因之首，國人終其一生，平均每五人就有一人會罹患癌症。

中研院院士陳建仁說，未來一、二十年，癌症仍然會是國人健康的大敵，尤其是「西化的癌症」。因為國人多年來的癌症死因有相當一致的變化，那就是乳癌、結腸直腸癌、口腔癌不斷增加，胃癌不斷減少（表6-3）。

其中乳癌和結腸直腸癌和飲食西化息息相關。速食業和西餐十幾年來攻占國人的胃，漢堡、薯條、炸雞、熱狗這類高脂肪、高熱量的食物都會助長乳癌和大腸直腸癌的產生，尤其蔬果吃得太少，纖維質攝取不足，更是罹患結腸直腸癌的高危險因子。胃癌的減低，代表的是時代的進步，因為過去胃癌罹患率偏高，主要是因為冰箱不普及，食物保存不易，太多人吃了不新鮮的食物和醃

表6-3　八十六年國人主要癌症死因

	男	女
1	肝癌	肺癌
2	肺癌	肝癌
3	結腸直腸癌	結腸直腸癌
4	胃癌	乳癌
5	口腔癌	子宮頸癌

資料來源：衛生署

漬食物，所以容易得胃癌。

如果要遠離癌症，聯安診所建議可以遵守以下十大防癌飲食原則：

1. 均衡營養的飲食，維持適當的體重。
2. 增加高纖食物的攝取，如水果、蔬菜、全穀類及乾豆類。
3. 多攝食含維生素A或胡蘿蔔素豐富的飲食，如深綠色或深黃色的蔬菜、水果。
4. 多吃含維生素C的食物，像是番石榴、柑橘類、木瓜、奇異果、檸檬、新鮮綠葉蔬菜。

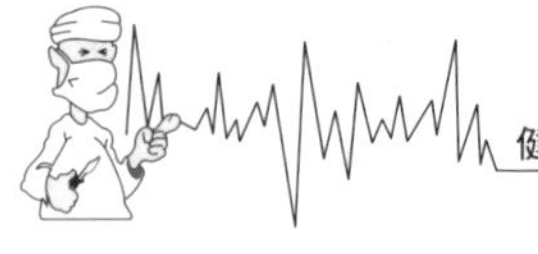

5. 避免高脂肪飲食。
6. 避免高溫油炸及反覆使用油脂。
7. 多選擇新鮮自然的食物，少吃鹽漬、煙燻、碳烤的食物。
8. 避免太燙或刺激性的食物。
9. 避免吃發黴或不新鮮的食物。
10. 飲酒應該節制。

「國人不懂得吃！」

國人重視吃，但卻吃得不夠健康營養。雖然所謂的「高鈣」、「高鐵」、「脫脂」的產品到處都是，吃綜合維他命丸的人也不在少數，但國人就是營養不均衡。究其原因，就是飲食習慣太差了，「只重口味、不重健康」是國人的通病，而且似乎年紀愈小愈嚴重。

奶類攝取不足，國人嚴重少鈣

根據美兆診所八十六年受檢者的調查，發現七成以上的人都沒充分攝食奶類，平均一人一天只喝半杯牛奶，而衛生署的建議值是一到二杯，等於達不到標準的一半。

這種不愛喝奶的習慣，造成國人普遍缺鈣。衛生署最新的國民營養調查就發現，國人數十年來缺鈣的情形並未改善，二十五歲以下年輕人口對鈣的攝取量不到建議量的八成，這會嚴重影響兒童和青少年的體格發育。

肉食主義掛帥，蔬果吃得太少

每天該吃多少蔬菜?衛生署的建議是三碟。但國民營養調查發現，國人吃不到一碟半，顯示多數人仍是肉食主義掛帥。

對於油脂類的攝取，衛生署的建議量是每天二至三湯匙，而且脂肪不能超過一天攝取總熱量的三〇%，也就是不能吃得太油。國人實際攝取量則稍微超出這項標準，占了總熱量的三三%，蛋白質占一五%，也比標準的一四%以下超出一些。

這個情況顯示國人喜歡吃油、吃肉，難怪會有肥胖的危機。

鐵和纖維素都不夠

鐵能幫助造血，幾乎人人都知道，但國人的鐵質攝取量還是偏低。根據美兆診所對受檢人的調查，發現有七成五的人攝取不足，女性情況尤其嚴重，不足比例超過八七%，由此可以想見國內女性貧血的情形可能相當嚴重。

這項調查還發現，纖維素的攝取量，不分男女都普遍不足，男性不足比例超過八成六，女性也有七成三。纖維素攝取不足，正是大腸直腸癌的高危險因子，國內近年的大腸直腸癌死亡率也逐漸上揚，這都值得國人警惕。

垃圾食物當道，三餐不正常

國人飲食不均衡，青少年尤其嚴重。根據國民營養調查，青少年一星期至少要吃一次以上的油炸食品，其中有二天到五天都要喝汽水、可樂、沙士或運動飲料。這些都是高油、高糖、高熱量的垃圾食物，青少年從小養成這種口味，恐怕擺脫不了X症候群。

除了愛吃垃圾食物，國內青少年的三餐也不太正常。一天中最重要的早餐，男生只有四分之三的人每天吃，女生情況更糟糕，每天吃的不到七成。至於午餐和晚餐，雖然每天吃的比例較早餐高，但仍然是所有年齡層中最低的。

怎樣吃最健康？

健康的飲食其實不難，就是要講求營養均衡，五穀根莖類、奶類、蛋豆魚肉類、蔬菜類、水果類、油脂等六類食物，必須要均衡攝取。

其中五穀類就是米飯、麵食、甘藷等主食，可以供給醣類和蛋白質。奶類包括牛奶、發酵乳、乳酪等奶製品，含有豐富鈣質和蛋白質。蛋豆魚肉顧名思義，擁有豐富蛋白質。蔬菜類可以供給維生素、礦物質和纖維，其中深綠色和深黃紅色蔬菜的礦物質比淺色蔬菜多，像是菠菜、甘藍菜、胡蘿蔔、南瓜等。水果可以提供維生素、礦物質和纖維，一天至少要吃兩個。油脂可供給脂肪，一天以二、三湯匙為限（**表6-4**）。

衛生署的飲食指南適用於一般健康的成年人，但可因個人需求調整。像是

表6-4　每日飲食指南

類別	分量	分量單位說明
五穀根莖類	3~6碗	每碗：飯一碗（200公克）； 或中型饅頭一個； 或土司麵包四片。
奶類	1~2杯	每杯：牛奶一杯（240c.c.） 發酵乳一杯（240c.c.） 乳酪一片（約30公克）
蛋豆魚肉類	4份	每份：肉或家禽或魚類一兩 （約30公克）或豆腐一塊 （100公克）；或豆漿一杯 （240c.c.）或蛋一個。
蔬菜類	3碟	每碟：蔬菜三兩（約100公克）
水果類	2個	每個：中型橘子一個（100公克）； 或番石榴一個。
油脂類	2~3湯匙	每湯匙：一湯匙油（15公克）

資料來源：「每日飲食指南」，行政院衛生署編印。

青少年應該增加五穀根莖類、奶類和蛋豆魚肉類的攝取，尤其應該增加一個蛋或一杯牛奶。老年人則可以適量減少油脂類及五穀根莖類的攝取量。

孕婦因為營養需求大，所以六類食物都要酌量增加，為免骨質疏鬆症，最好每天多喝一至二杯牛奶，必要時可以喝低脂牛奶，避免熱量攝取過多。

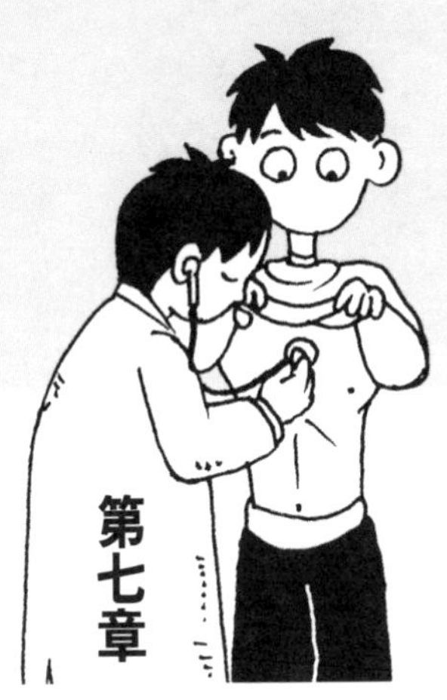

第七章 健檢市場的新潮流

或許是國人愈來愈重視健康，國內健檢市場這幾年的競爭相當激烈，尤其是標榜效率第一、服務親切、環境舒適的健檢診所大量出現後，各醫院也不得不改頭換面，紛紛重新裝潢原本生硬的健檢空間，甚至另闢獨立空間或建築，將健檢部門妝點得像度假旅館，盡力褪去醫院的冷漠色彩，爭取受檢者的青睞。

不過，當每個健檢機構都如法炮製後，乍看之下，健檢商品已經分不出高下，目前的市場競爭又再度白熱化。在這股強大的經營壓力下，各健檢機構都絞盡腦汁，試圖創造出不一樣的健檢商品，目前已經有不少健檢機構陸續推出或正在醞釀不同於現行的健檢商品。

「特別的體檢，給特別的族群」

一般全身健檢的套裝內容，各健檢機構的設計都大同小異，但腦筋動得快的機構開始創造其間的差異性，紛紛推出新菜色。

頭痛的人、更年期婦女、運動員……，林口長庚一把抓

創造不一樣的健檢，林口長庚可說是個中高手。最近長庚健檢中心苦思為不同的人，設計不同的健檢內容，試圖吸引各種族群，可說發揮了八爪章魚的功力。

腦神經系統健康檢查：為頭痛的人抓病因

林口長庚自八十七年十月起推出這項新檢查，目的是要檢查有無腦部腫瘤或其他神經系統的毛病。檢查項目除基本血液檢查及心電圖外，主要包括彩色頸動脈超音波、彩色數位化腦波、神經傳導功能檢查、腦幹誘發電位、頭部電腦斷層、一般理學檢查及神經學檢查等。這些檢查所費不貲，一般全身健檢套裝幾乎都沒有列入，所以光是這幾項檢查，就要花費一萬四千元。

林口長庚新陳代謝科主任林仁德說，之所以設計這項健檢，主要就是因為門診有太多病人抱怨頭痛，這些人有的可能只是肌肉緊張，但也不能排除有腦神經方面的疾病。可惜腦神經系統檢查太貴，一般全身健檢認為效益太低，所以多數不做。

他說，對這項檢查有需求的人應該不少，除了遍尋不到原因的頭痛患者之外，醫師發現中風年齡層明顯下降，這些年輕的中風患者若能接受彩色動脈超音波的檢查，就能夠提早知道動脈硬化的情形。

女性更年期健檢：另一種母親節的禮物

林口長庚計畫在今年母親節前推出女性更年期健檢，內容除了一般全身健

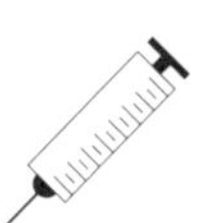

檢之外，還多加了婦科超音波、乳房超音波、骨密度檢查、乳突病毒篩檢和更年期荷爾蒙治療等。

這些新增加的檢查項目其實在其他健檢機構都有，而且通常列為加選的項目，醫師在健檢進行中，也可能建議更年期的婦女加選這些檢查。長庚醫院的作法只是把這些項目集結，另成一個套裝，算是方便促銷的手法。

運動醫學健檢：運動員也該進廠檢查

以運動員為目標對象做體檢，目前在各健檢機構算是相當罕見。林口長庚因為過去曾和台北體育學院合作，所以開始規劃這個項目。計畫集結骨科、復建科等科別，為運動員評估骨骼、肌肉的狀況或傷害。

你有多老？聯安診所幫你檢驗

為了凸顯產品的特異性，聯安診所目前陸續推出了各種套裝，在原有的全身健檢之外，為不同的人加做一小套不同的檢查。其中最引人注目的，就是抗

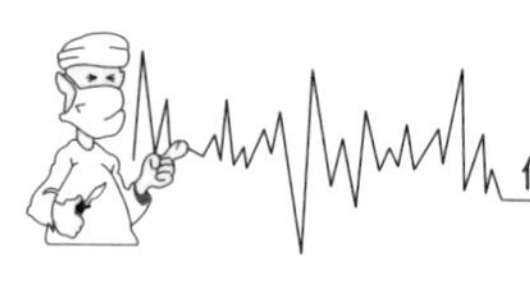

壓力及老化的因子篩檢。

抗壓力及老化因子篩檢——你的操勞無所遁形

這是透過抽血做生化檢驗，一一分析血液中各種荷爾蒙的濃度。這些濃度可以顯現受檢人所承受的壓力程度、飲食及生活，以及對人體有害的自由基濃度。

聯安診所院長朱恆毅表示，這項檢查適合年輕力衰、容易覺得疲倦、性表現力不從心的人來做，檢查完畢後，醫師會給予生活及飲食上的建議，也會建議補充部分營養品。

市場再區隔——美兆診所把受檢人分成六類

號稱國內受檢人數最多的美兆診所，最近即將把所有健檢人口分為六類，六種人做六種不一樣的健檢。不過，這項作法乍聽之下好像是個大突破，其實六種健檢的內容相去不遠。

兒童健檢：適合小於十二歲的小朋友

健檢項目和一般成人全身體檢差不多，但由於小朋友發育還不成熟，所以刪除有放射線危害之虞的上腸胃道攝影及胸部X光。此外，由於小朋友罹患大腸直腸癌的機率極低，因此也刪除糞便潛血檢查。

青少年檢查：適合十二至十八歲的大朋友

項目和兒童健檢相同，但保留放射線危害較小的胸部X光。

成人健檢一：適合十八歲以上、第一次接受健檢的人

檢查項目就是美兆現行的全身健檢項目。

成人健檢二：適合第二次受檢者

如果第一次檢查發現並無罹患B型肝炎或帶原，則第二次健檢改為接受C型肝炎篩檢。

成人加檢健檢：原本的全套健檢外，再多一點檢查

在原有的全套健檢之外，女性加做C型肝炎篩檢，以及抽血檢查CA15

3，篩檢乳癌。男性則是加做C型肝炎，以及抽血檢查PSA（攝護腺抗原），篩檢攝護腺癌。

婚前檢查：適合即將踏向紅毯的伴侶

針對即將結婚的伴侶，在原有的健檢項目之外，加做生殖能力的檢驗。準新娘部份包括檢查有沒有德國麻疹的抗體，作為將來懷孕的準備，並且檢驗女性泌乳素，了解排卵情形。準新郎方面，則有精蟲分析，顯示精蟲數目及活動力，了解男性的生殖能力；此外，也有男性泌乳素的檢驗，了解精蟲是否被壓抑。

複合式健檢——健檢、旅遊、改頭換面一起來

在白熱化的競爭之下，只標榜舒適有效率的健檢似乎不再那麼吸引人了！有些健檢機構在純粹的健檢之外，結合了旅遊及休閒，讓健檢幾乎和醫院、診所脫離了關係，這恐怕是健檢設立之初，始料未及的發展吧！

領略東台灣的好山好水——花蓮慈濟醫院的健檢新點子

就在各健檢機構處心積慮縮短健檢時間時，花蓮慈濟醫院反其道而行，他們正在規劃長達二天二夜的健檢內容，名稱叫做「身心清淨健康檢查」。

這項健檢單就檢查部分，和其他醫院沒有兩樣，但檢查結束後卻保留半天，讓受檢人到太魯閣觀光，也安排他們到慈濟功德會設立的單位參觀，包括

巒翠環抱的慈濟護專、莊嚴肅穆的靜思堂、人文氣息濃厚的慈濟醫學院等。院方說，希望這樣的安排能讓受檢者身心清淨，「靜思尋根、同耕福田」。

慈濟醫院家醫科主任王英偉說，和一般人想像的不同，到慈濟醫院做體檢的大都不是當地居民，多半是慈濟功德會的委員和他們的親友。由於難得到東部，所以安排他們這趟心靈清淨之旅，一方面可以避免旅途過於困頓，二則也可以讓大家了解台灣的公益事業如何耕耘，看看慈濟功德會為社會做了哪些事。

從健檢開始過新生活——台安醫院希望受檢者「改頭換面」

台安醫院最近推出一個「新起點健康計畫」（NEW START），所謂的NEW START，包括了營養（nutrition）、運動（exercise）、水（water）、陽光（sunshine）、節制（temperance）、空氣（air）、休息（rest）、信靠（trust）。這是一種全新的生活習慣和態度。

參加這項計畫的人必須花費兩個星期的時間，前往台安醫院位於南投縣魚池鄉的「魚池健康促進中心」，這個中心就在日月潭邊，參加者連續十四天在風光明媚的大自然環境中，學習怎樣善待自己的身體。

活動的課程包括學習消除生活壓力和失眠、控制體重、預防癌症、降低血壓、改善糖尿病、強化身體的免疫系統、防治過敏和氣喘、降低心臟病發作的危險、烹調更合乎健康的食物、避免骨質疏鬆、學會安全適量的運動等。

這些課程不是嘴上說而已，參加者都要實地下廚、做水療、活動筋骨、唱歌、運動等，確實實踐NEW START。而院方也會在活動前後安排抽血檢查，讓參加者目睹自己身體的改善情形，活動期間，醫師也會為個人做健康的諮詢和身體的評估。

台安醫院說，這項活動起源於一九七八年，當時美國一群熱衷健康改善的基督徒醫師及護士，建立一個健康中心，教育民眾以NEW START原則預防慢性疾病。之後全美有超過二十間健康中心成立，累積二十年的活動經驗，證明經過十四天至二十一天的「密集教育」及後續的「改頭換面」，有三分之一的糖尿病患不再吃藥也能改善病情，高血脂、肥胖及高血壓也都能有效改善。

目前台安醫院計畫將NEW START和全身健檢做更緊密的結合，希望將來接受健檢的人，能帶著健康的生活習慣回家。

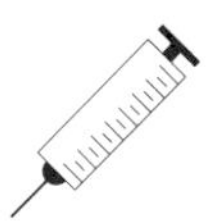

「追求身心平衡——國內將有首份心理健康檢查評量標準」

國中的健康教育課本對健康的定義是：健康的身體和健全的心理。不過，國內的健康檢查完全只著重身體的檢查，心理健康絲毫沒有評估。

不過，這種「只重身體、不重心理」的現象可望改善。聯安診所八十八年初開始和政大心理系合作，計畫以一年半的時間發展本土的心理健康評量問卷。最快八十九年中，國內就會有第一套心理健康評量檢查，屆時民眾上醫院做心理健檢，可以得知自己情緒管理、人際互動、壓力處理等情形到底健不健康。

聯安診所總經理李文雄說，有很多來做健檢的民眾會抱怨自己老是頭痛、胸痛、疲勞、失眠、腸胃不適等，但儀器檢查又沒發現有什麼身體上的疾病。

事實上，這些不適的症狀並非單純的生理問題，可能是潛在的壓力和情緒投射在身體上的反應。

李文雄說，聯安研擬的心理健康評量是一份問卷，大約要花二十分鐘填寫，希望透過解說員及問題的引導，能夠讓受檢者寫出自己平時也沒有注意到的情緒和心理問題。分析過問卷後，診所將視受檢者情況安排後續服務，如果是心理有輕微程度的困擾，將安排心理諮商師提供輔導及對談；如果已經有憂鬱症或躁鬱症等精神疾病的症狀，則將安排精神科醫師給予治療。

對於這項全新的健康檢查，聯安認為社會絕對有需求。因為國內社會近年來正面臨轉型，造成價值觀混亂，社會事件層出不窮，自殺、戕害至親等駭人聽聞的案件一再重演，顯示國人的心理健康的確亮起了紅燈。

元氣系列

D9101	如何征服泌尿疾病	ISBN:957-818-000-4(99/04)	洪峻澤/著	NT:260B/平
D9102	大家一起來運動	ISBN:957-8637-91-8(99/02)	易天華/著	NT:200B/平
D9103	名畫與疾病—內科教授為你把脈	ISBN:957-818-004-7(99/05)	張天鈞/著	NT:320B/平
D9104	打敗糖尿病		裴 馰/著	
D9105	健康飲食與癌症	ISBN:957-818-024-1(99/08)	吳映蓉/著	NT:220B/平
D9106	健康檢查的第一本書	ISBN:957-818-027-6(99/08)	張璘文/著	NT:200B/平

戀人情史

DV001	沙特	ISBN:957-8637-56-X (98/04)	黃忠晶/著	NT:280B/平
DV002	西蒙波娃	ISBN:957-8637-57-8 (98/04)	西蒙波娃/著 郝馬、雨果/譯	NT:280B/平
DV003	拿破崙	ISBN:957-8637-61-6	田桂軍、劉瓊/著	NT:300B/平
DV004	約瑟芬	ISBN:957-8637-60-8	南平/著	NT:280B/平

ENJOY系列

D6001 葡萄酒購買指南	ISBN 957-8637-65-9 (98/10)	周凡生/著	NT:300B平
D6002 台北四季餐色之旅		陳佩君/著	
D6003 午后的約會		蔣豔容/著	
D6004 台灣書店風情		韓維君/著	

葡萄酒購買指南

周凡生／著

台灣購買葡萄酒的第一本書
生智Enjoy系列鄭重推薦
好喝、又便宜的紅酒完全選購
答案盡在本書裡......

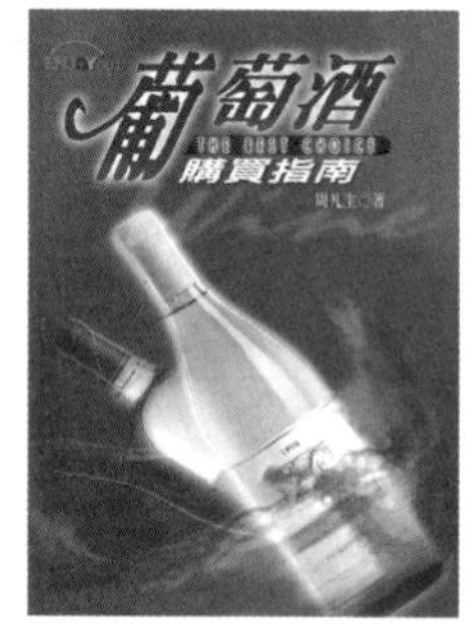

【購買新台幣2000元以下葡萄酒的介紹書】
【總共蒐集了300多瓶2000元以下的酒的資料】

「一位葡萄酒痴個人經驗，主觀但生動的陳述，值得推薦。」

——知名葡萄酒專家　劉鉅堂

「這是一本奇妙的酒書。作者在滲有濃郁但有趣『僑味』的文字中，顯露出對葡萄酒的博學與雜學功力，值得所有葡萄酒的入門客與門外漢細細一讀。」

——《稀世珍釀》作者，中央研究院教授　陳新民

健康檢查的第一本書　　元氣系列 6

著　　者／張璨文
出 版 者／生智文化事業有限公司
發 行 人／林新倫
總 編 輯／孟　樊
執行編輯／晏華璞
登 記 證／局版北市業字第 677 號
地　　址／台北市文山區溪洲街 67 號地下樓
電　　話／(02)2366-0309　2366-0313
傳　　真／(02)2366-0310
網　　址／http://www.ycrc.com.tw
E- mail／tn605547@ms6.tisnet.net.tw
郵撥帳號／14534976
戶　　名／揚智文化事業股份有限公司
印　　刷／科樂印刷事業股份有限公司
法律顧問／北辰著作權事務所　蕭雄淋律師
初版一刷／1999 年 8 月
初版二刷／1999 年 9 月
定　　價／新台幣 200 元
ＩＳＢＮ／957-818-027-6

北區總經銷／揚智文化事業股份有限公司
地　　　址／台北市新生南路三段 88 號 5F 之 6
電　　　話／(02)2366-0309　2366-0313
傳　　　真／(02)2366-0310

南區總經銷／昱泓圖書有限公司
地　　　址／嘉義市通化四街 45 號
電　　　話／(05)231-1949　231-1572
傳　　　真／(05)231-1002

國家圖書館出版品預行編目資料

健康檢查的第一本書 / 張璨文著. -- 初版. --
台北市：生智, 1999 [民 88]
面； 公分. -- （元氣系列；6）
ISBN 957-818-027-6（平裝）

1. 健康檢查

412.51 88008209